Hefte zur Unfallheilkunde
Beihefte zur Zeitschrift „Der Unfallchirurg"

Herausgegeben von:
J. Rehn, L. Schweiberer und H. Tscherne

171

Dietmar Otte   Ernst G. Suren

Der Fahrradunfall

Eine verkehrsmedizinisch-technische Analyse

Mit 39 Abbildungen und 39 Tabellen

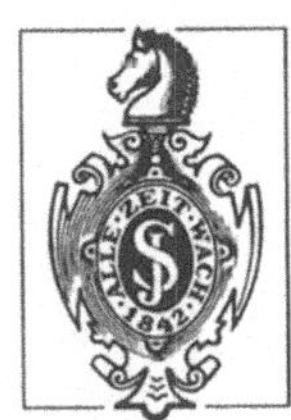

Springer-Verlag
Berlin Heidelberg New York Tokyo

Reihenherausgeber

Prof. Dr. Jörg Rehn
Mauracher Straße 15, D-7809 Denzlingen

Prof. Dr. Leonhard Schweiberer
Direktor der Chirurgischen Universitätsklinik München-Innenstadt
Nußbaumstraße 20, D-8000 München 2

Prof. Dr. Harald Tscherne
Medizinische Hochschule, Unfallchirurgische Klinik
Postfach 610180, D-3000 Hannover 61

Autoren

Dipl.-Ing. Dietmar Otte
Medizinische Hochschule, Unfallchirurgische Klinik
Konstanty-Gutschow-Str. 8, D-3000 Hannover 61

Priv.-Doz. Dr. Ernst Günter Suren
Klinik für Unfall- und Wiederherstellungschirurgie
Jägerhausstr. 26, D-7100 Heilbronn

Diese Studie entstand im Auftrag der Bundesanstalt für Straßenwesen (FP 8036/1)
aus Erhebungen am Unfallort

ISBN-13: 978-3-540-15752-6   e-ISBN-13: 978-3-642-82578-1

DOI: 10.1007/978-3-642-82578-1

CIP-Kurztitelaufnahme der Deutschen Bibliothek. Otte, Dietmar: Der Fahrradunfall : e. verkehrsmed.-techn. Analyse /
D. Otte ; E. G. Suren. – Berlin ; Heidelberg ; New York ; Tokyo : Springer, 1986. (Hefte zur Unfallheilkunde ; 171)
ISBN-13: 978-3-540-15752-6

NE: Suren, Ernst G.:; GT

Druck- und Bindearbeiten: Beltz Offsetdruckerei, Hemsbach/Bergstr.
2124/3140-5 4 3 2 1 0

Vorwort

Unfälle mit Beteiligung von Radfahrern haben in den letzten 10 Jahren erheblich zugenommen. Die Schwerpunkte der wissenschaftlichen Verkehrsunfallforschung lagen allerdings auf anderen Gebieten: Erkennung spezifischer Verletzungen und Verletzungsmuster einschließlich ihrer Entstehungsursachen sowie daraus resultierenden Maßnahmen zum aktiven und passiven Schutz motorisierter Zweiradbenutzer, Pkw-Insassen und Fußgänger.

Es ist daher äußerst begrüßenswert, daß die Autoren erstmals einen entsprechend umfassenden, multidisziplinären Forschungsbericht zum „Fahrradunfall" vorgelegt haben.

Die Erkenntnisse basieren auf einer Unfalldatensammlung im Rahmen eines langjährigen Forschungsprojektes der Bundesanstalt für Straßenwesen, bei dem interdisziplinäre Unfallrecherchen durch Kraftfahrzeug-Ingenieure und Unfallchirurgen direkt am Unfallort durchgeführt und später Unfallrekonstruktionen und Unfallanalysen mit modernen Untersuchungsmethoden nach Richtlinien für Sachverständige erarbeitet werden. Es kann mit Überzeugung postuliert werden, daß derzeit keine detaillierteren Zahlen und Ergebnisse zum Unfallgeschehen von Radfahrern vorliegen.

Der Forschungsbericht ist daher — auch als Nachschlagwerk gedacht — für Traumatologen, Verkehrsmediziner, Verkehrs-Ingenieure, Fahrzeugkonstrukteure, medizinisch-technische Sachverständige und Gerichtsmediziner ebenso wie für Verkehrsplaner und Verkehrspsychologen empfehlenswert und von höchster Aktualität.

Ich wünsche dem Bericht im Interesse der zunehmenden Zahl von Fahrradbenutzern zur Unfallreduktion bzw. Unfallprophylaxe eine weite Verbreitung.

Hannover, August 1985
Professor Dr. med. H. Tscherne
Direktor der Unfallchir. Klinik
Med. Hochschule Hannover

Inhaltsverzeichnis

1 Geschichtliches

Die Erfindung des Fahrrades geht auf den badischen Forstmeister Karl Friedrich Drais von Sauerbrunn zurück, der 1813 ein sog. Laufrad entwickelte. Dieses bestand aus einem Holzgestell mit Sitz und 2 Holzrädern (Abb. 1). Das Vorderrad war an einem Holzbügel befestigt,

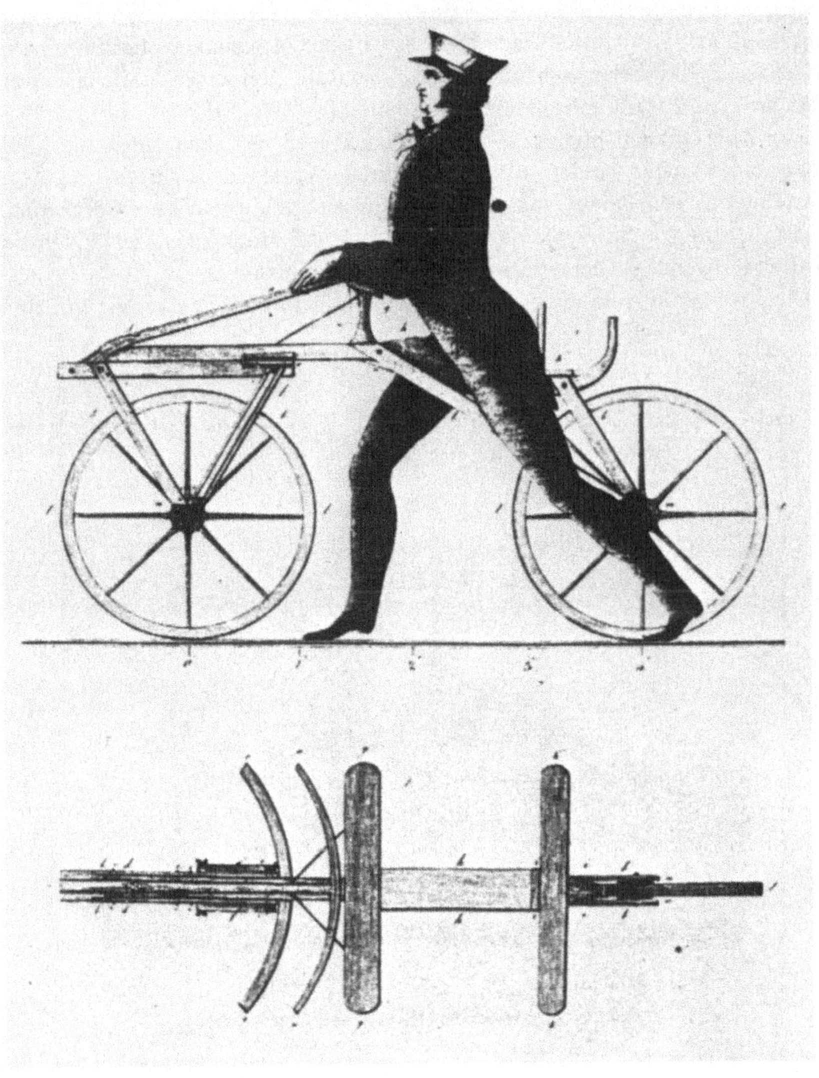

Abb. 1. Laufrad des K. Friedrich Drais von 1813

der als Lenkstange und gleichzeitig als Armstütze zu gebrauchen war. Mit diesem Fahrzeug fuhr Drais u.a. 1817 von Karlsruhe nach Kehl in 4 h mit einer durchschnittlichen Geschwindigkeit von 13 km/h.

Schon damals machte man sich um die Gefährdung anderer Verkehrsteilnehmer Gedanken. So wurde 1818 folgende Verordnung erlassen: „Das Laufen mit der Laufmaschine ist nur in der Mitte der Hauptwege gestattet, auf Fußwegen und allen Nebenwegen verboten" [14].

Die entscheidende Weiterentwicklung zum heute bekannten Fahrrad setzte erst nach Drais Tod ein. Eine grundlegende Verbesserung führte Milius in Mainingen ein, der 1845 die sog. Draisine mit Tretkurbeln versah. So wurde durch den Vorderradpedalenantrieb aus dem Laufrad das erste Fahrrad. 1864 erhielt der Mechaniker Michaux in Paris ein Patent auf einen Tretkurbelantrieb und nannte das Rad „Velociped". Michaux war es auch, der 1868 die erste Fahrradfabrik der Welt erbaute.

Der Wunsch nach höherer Geschwindigkeit ließ zwischen 1860 und 1880 die Vorderräder immer größer werden, die sog. Hochräder entstanden. Durch die Luftbereifung nach dem Dunlopschen Patent von 1888 erhöhte sich die erreichbare Geschwindigkeit weiter. Wegen der hohen Sturzgefahr bei Benutzung der Hochräder entstanden bereits vor der Jahrhundertwende Sicherheitsräder, die sog. Niederräder.

Diese waren im Aufbau der Konzeption heutiger Fahrräder weitgehend ähnlich (Abb. 2).

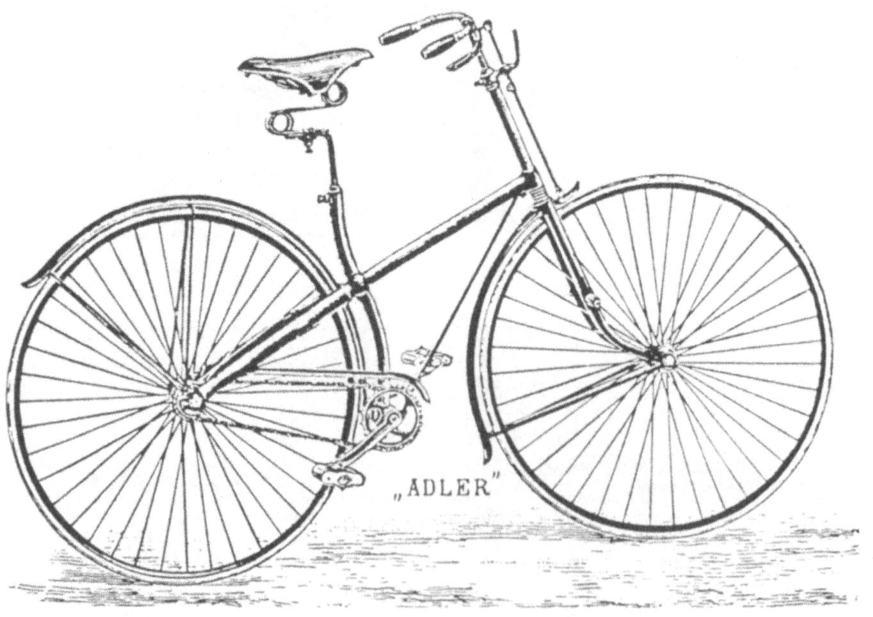

Abb. 2. Niederrad der Adler-Werke von 1887 [14]. Es hatte Kreuzrahmen

2 Unfallentwicklung

Die jährliche Zahl der Verkehrsunfälle in der Bundesrepublik Deutschland [16] hat von 1955 bis 1982 um das 2,7fache zugenommen, die Zahl der verunglückten Radfahrer hat dagegen erfreulicherweise um das 1,09fache abgenommen [16]. Bis 1974 ist eine Abnahme der Verunglückten und danach wieder eine Zunahme festzustellen. Eine zunehmende Gefährdung des Radfahrers in den letzten 10 Jahren wird damit deutlich.

Im Jahr 1982 waren 12,2% aller in der Bundesrepublik Deutschland im Straßenverkehr verunglückten Personen Radfahrer (Abb. 3). Der Anteil verunglückter Radfahrer am Unfallgeschehen hat ab 1970 erneut stark zugenommen, während bis dahin eine kontinuierliche Abnahme festzustellen war, eine Tatsache, die u.a. darauf zurückzuführen ist, daß das Fahrrad als umweltfreundliches und billiges Verkehrsmittel mit hohem Freizeitwert wiederentdeckt wurde. So wird derzeit der Bestand an Fahrrädern auf ca. 30 Mio. geschätzt.

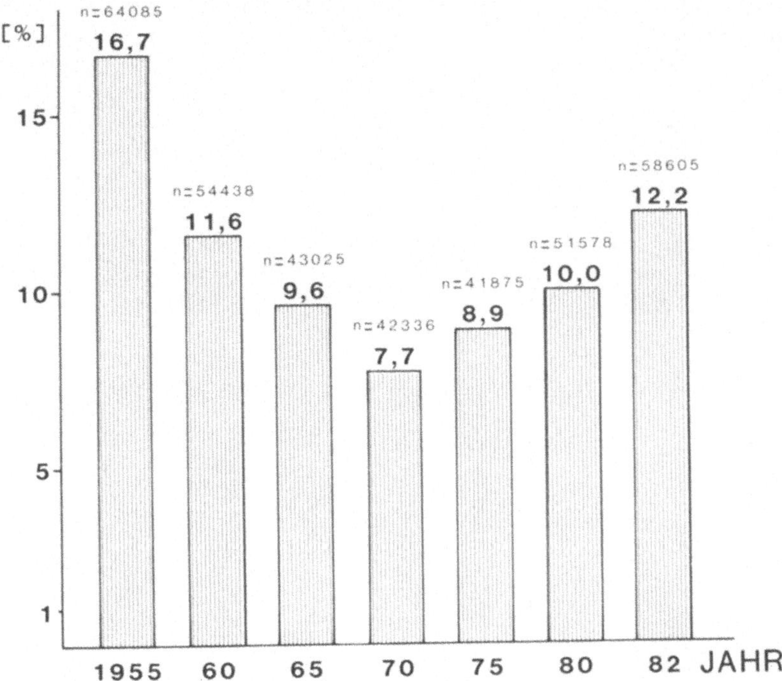

Abb. 3. Anteil verunglückter Radfahrer an Gesamtverunglückten der Bundesrepublik Deutschland. (Quelle StBA 1982) [16]

In der Bundesrepublik Deutschland wurden 1982 bei Straßenverkehrsunfällen 58 605 Radfahrer verletzt, davon

- 69,4 leicht
- 28,7% schwer und
- 1,9% tödlich.

Von den Unfällen mit Beteiligung eines Radfahrers ereigneten sich innerorts:

- 91,1% der Unfälle mit leicht verletzten Radfahrern
- 80,6% der Unfälle mit schwer verletzten Radfahrern und
- 54,7% der Unfälle mit getöteten Radfahrern.

Daraus ist ersichtlich, daß zwar die meisten der verletzten Radfahrer innerorts verunfallen, jedoch die Unfälle mit Radfahrern außerorts deutlich schwerwiegender ausfallen.

Dominierender Kollisionspartner des Fahrrades bei Unfällen mit Personenschaden ist im Bundesgebiet der Pkw (65,9%). Alleinunfälle verunglückter Radfahrer mit Personenschaden finden sich zu 11,2% der Radfahrerunfälle, eine Kollision mit einem motorisierten Zweirad zu 7,6%, mit einem Lkw oder Omnibus zu 5,6% sowie mit einem Fußgänger zu 5,3%. Die Kollision zwischen 2 Fahrrädern untereinander wird mit 4,4% registriert.

Die Altersverteilung zeigt, daß es sich bei verunfallten Radfahrern vorrangig um jüngere und ältere Menschen handelt. Sie verunfallen überwiegend innerorts und werden meist leicht verletzt. 46,8% der verunglückten Radfahrer sind unter 18 Jahre, 8,9% über 65 Jahre alt (Abb. 4).

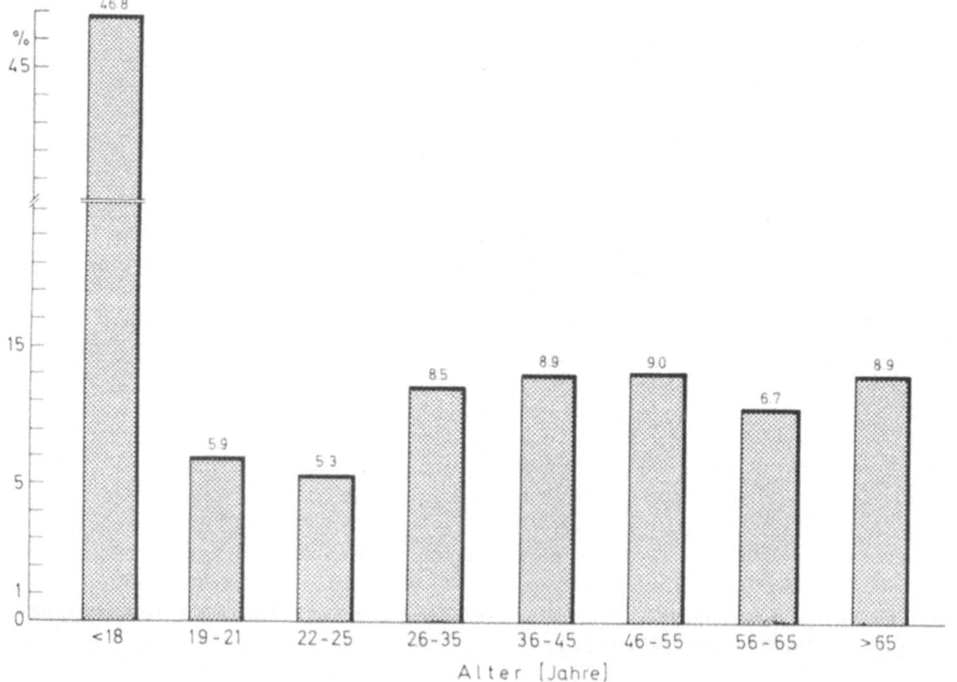

Abb. 4. An Straßenverkehrsunfällen mit Personenschaden beteiligte Radfahrer in der Bundesrepublik Deutschland. (Quelle StBA 1982) [16]

Als Unfallursache der an Straßenverkehrsunfällen mit Personenschaden beteiligten Radfahrer weist das Statistische Bundesamt Wiesbaden [16] folgendes Fehlverhalten aus:

Verkehrstüchtigkeit (u.a. Alkohol, Übermüdung)	5,5%
Falsche Straßenbenutzung	18,6%
Geschwindigkeit	5,0%
Abstand	2,5%
Überholen	2,9%
Vorbeifahren	0,4%
Nebeneinanderfahren	1,0%
Vorfahrt, Vorrang	18,2%
Abbiegen, Wenden, Rückwärtsfahren, Ein- und Ausfahren	19,9%
Falsches Verhalten gegenüber Fußgängern	3,7%
Ruhender Verkehr, Verkehrssicherung	0,1%
Nichtbeachten der Beleuchtungsvorschriften	1,1%
Ladung, Besetzung	0,8%
Sonstige	10,3%

Der bundesweiten Unfallentwicklung mit Beteiligung von Radfahrern steht die in der Lokalpresse aufgezeigte Unfallentwicklung regionaler Gebiete teilweise divergierend gegenüber.

So konnte z.B. im Bereich der Polizeidirektion Hannover 1982 gegenüber dem Vorjahr eine Steigerung der Radfahrunfälle um 18,9% festgestellt werden [12], obgleich sich die Gesamtzahl der dort ereigneten Verkehrsunfälle um mehr als 7% verringert hatte. Die Zahl der getöteten Radfahrer nahm um 42,9% und die der schwer verletzten um 40,1% zu. Das Fehlverhalten der Radfahrer wird dabei am ursächlichen Zustandekommen des Unfalls hervorgehoben. So waren von insgesamt 1 513 Verkehrsunfällen mit Radfahrern in 61,8% der Fälle die Radfahrer schuldhaft beteiligt.

Ein ähnlich deutliches Ansteigen der Verkehrsunfälle mit Radfahrerbeteiligung und gleichzeitig hoher Steigerungsrate hinsichtlich der Unfallfolgen für den Radfahrer verzeichnete die Polizeidirektion Braunschweig [13]. Als Hauptunfallursache wird hier der Zusammenstoß zwischen einbiegendem Kraftfahrzeug und einem auf dem Radweg entgegenkommenden Radfahrer mit 13% sowie ein Zusammenstoß zwischen abbiegendem Kraftfahrzeug und in gleicher Richtung fahrendem Radfahrer mit 11% festgestellt.

Im Rahmen einer von der Polizei im Stadtgebiet Hannover durchgeführten Aktion zur Verbesserung der Sicherheit im Straßenverkehr wurden 24% der beobachteten Radfahrer durch falsche Fahrweise auffällig.

Alrutz [1] wies nach, daß durch Radwege ein höheres Maß an Verkehrssicherheit erreicht werden kann. So sei die Unfallschwere bei Unfällen auf dem Radweg geringer als bei Unfällen auf der Fahrbahn. Dabei wird auf Probleme beim Befahren von Radwegen hingewiesen, u.a. Nichtbenutzbarkeit wegen parkender Fahrzeuge oder schlechter Fahrbahnverhältnisse.

Kullik (persönliche Mitteilung 1983) weist am Beispiel Dortmunds darauf hin, daß nahezu die Hälfte der Verkehrsunfälle mit Beteiligung von Radfahrern beim Einbiegen oder beim Kreuzen des Verkehrs, also an Verkehrsknoten, passierten (49%). Auch Grundstücksein- und -ausfahrten stellen einen Gefährdungspunkt für den Radfahrer dar.

Vertiefte wissenschaftliche Untersuchungen zur Gefährdung des Radfahrers sowie dessen Fehlverhalten wurden von Keller [6] zusammenfassend dargestellt: Häufige Unfallursachen sind Vorfahrtverletzungen und Fehler beim Abbiegen. Der Radfahrer verursacht an Verkehrsknoten (Kreuzungen) ohne Radwege in überwiegenden Maße die Unfälle; dagegen trifft an Straßen mit Radwegen die Schuld wesentlich öfter den Kraftfahrer. Unfälle an Ein- und Ausfahrten werden auf Straßen mit Radwegen besonders häufig beobachtet. Kraftfahrer begehen am häufigsten Fehler, indem sie Radfahrer von hinten anfahren (8%). Dabei werden sog. „Konflikttypen" — nach den Fahrverhalten der Kollisionspartner unterschieden — aufgezeigt.

Auf die hohe Verletzungsgefährdung der Verkehrsteilnehmergruppe „Radfahrer" wurde u.a. schon in den 60er Jahren hingewiesen. So führt Dörr [4] an, daß im Durchschnitt nahezu jeder verunfallte Radfahrer 2 Läsionen davonträgt und die Verletzungssituation der des Fußgängers ähnelt. Kopfverletzungen treten sehr häufig und oftmals schwerwiegend bei 95% aller verunfallten Radfahrer auf. Dagegen erfährt der Radfahrer gegenüber Fußgängern im Durchschnitt weniger Verletzungen der unteren Extremitäten (30%). Die besondere Schwere der Kopfverletzungen wird in den Ausführungen durch die bei Schädel-Hirn-Traumen bedingte hohe Mortalität aufgezeigt: 63,5% der Radfahrer verstarben an ihren Kopfverletzungen.

Bei kindlichen Radfahrern werden die Fahrradspeichenverletzungen hervorgehoben, u.a. von Beck u. Engler [3]. Folgender Unfallmechanismus wird beschrieben: Der Fuß des Kindes gerät von der Fahrradgabel, die Zehen geraten in die Speichen, das Bein wird nach außen verdreht, wodurch es zu schweren Weichteilverletzungen an Zehen, Fußrücken und Knöchel und/oder zu supramalleolären Brüchen des Schien- und Wadenbeines sowie zu Brüchen des Innen- und Außenknöchels kommen kann.

3 Methodik und Ziele der Analyse

Von 1973 bis August 1983 wurden im Rahmen der „Örtlichen Unfallerhebungen Hannover" insgesamt 225 Unfälle mit Beteiligung mindestens eines Radfahrers dokumentiert, rekonstruiert und analysiert.

An 221 Unfällen war jeweils nur ein Radfahrer, in 2 Fällen jeweils ein Fahrrad mit 2 Personen und in weiteren 2 Fällen jeweils 2 Fahrräder mit je einer Person beteiligt.

Aufgrund des hohen Prozentsatzes von Unfällen mit jeweils nur einem Fahrrad und einem Aufsassen (98,2%) beschränkt sich vorliegende Studie wegen der besseren Darstellbarkeit und Interpretationsmöglichkeit der Ergebnisse auch nur auf diese Gruppe und somit auf eine zu analysierende Grundgesamtheit von 221 Unfällen mit 221 verunfallten Radfahrern.

Die genannten Unfälle sind im Rahmen „örtlicher Unfallerhebungen" [11] erfaßt worden, bei denen ein Team aus 3 medizinisch-technisch ausgebildeten Fachkräften die Unfallstelle unmittelbar nach dem Unfallereignis mit den mit Blaulicht, Martinshorn und Funk ausgerüsteten Fahrzeugen anfährt und dort mit der Dokumentation, u.a. von Unfallspuren, Fahrzeugdeformationen und Verletzungen, beginnt. Die dokumentierten Verkehrsunfälle sind in einem Radius von ca. 100 km um die Medizinische Hochschule Hannover erfaßt worden. Als Kriterium der Alarmierung, die primär von der Feuerwehrleitzentrale Hannover erfolgte, gelten Unfälle ausschließlich mit Personenschaden.

Die Verletzungen werden nach Art, Lokalisation und Schwere erfaßt und nach der Abbreviated Injury Scale (AIS) [15] bewertet. Zur Standardisierung der Beschädigungen am Pkw wird der Vehicle Deformation Index (VDI) [17] verwendet. Zusätzlich erfolgt für jeden Einzelfall eine ausführliche Dokumentation der Verletzungen, Spuren und Beschädigungen.

Ziel vorliegender Studie ist es, die gesamte Unfallsituation bei Fahrradunfällen zu analysieren und daraus Erkenntnisse abzuleiten u.a.
— zur Kinematik
— zur Verletzungssituation
— zu örtlichen Unfallschwerpunkten
— zu typischen Gefahrensituationen,
um Ansätze für relevante Maßnahmen der Unfallprophylaxe bei einem neben dem Fußgänger bisher am schlechtesten geschützten Verkehrsteilnehmer — dem Radfahrer — zu erarbeiten.

4 Analyse von Unfällen mit Beteiligung von Radfahrern*

4.1 Unfallgeschehen

Zur Beschreibung der untersuchten 221 Unfälle mit Beteiligung eines Radfahrers werden u.a. Zeit und Jahr des Unfalls, Alter der Unfallbeteiligten und weitere Einzelheiten der Unfallörtlichkeit aufgezeigt.

Die Unfälle wurden in den Jahren 1973 bis 1982 im Rahmen örtlicher Unfallerhebungen erfaßt. Die jährlich aufgenommene Quote der Unfälle mit Fahrradbeteiligung zeigt deutliche Diskrepanzen (Tabelle 1), da auf Grund der unterschiedlichen finanziellen Ausstattung des Projektes während der Jahre 1973 bis 1982 verschiedene tägliche Einsatzzeiten des Aufnahmeteams vorlagen. Im Jahr 1979 erfolgte z.B. die Unfallaufnahme insgesamt nur über 4 Monate, so daß in diesem Jahr lediglich 5 Unfälle mit Radfahrern (2,3%) dokumentiert werden konnten. Aus eigenen Untersuchungen ist bereits bekannt, daß Unterschiede einerseits im Verkehrsverhalten der Radfahrer, andererseits in den resultierenden Unfall- und Verletzungsfolgen auf Grund unterschiedlicher Unfallbedingungen zwischen kindlichen und erwachsenen Radfahrern liegen [2, 8, 11].

Trotz jährlich unterschiedlicher Einsatzzeiten des Teams erfolgte grundsätzlich in der Zeit zwischen 12 und 18 Uhr eine Unfallaufnahme, so daß innerhalb dieser Zeit insgesamt ein hoher prozentualer Anteil von 66,1% der Unfälle erfaßt wurde (Tabelle 2). Ein Vergleich mit der bundesweiten Situation verbietet sich aus oben genannten Gründen, so daß die Tabellen 1 und 2 ausschließlich der Beschreibung des analysierten Fallkollektivs dienen.

Tabelle 1. Verteilung der Unfälle nach Unfalljahr

| Unfalljahr | Altersgruppe Radfahrer | | | Gesamt | |
	Bis 15 Jahre %	16–65 Jahre %	Über 65 Jahre %	n	%
1973	4,3	5,8	2,2	10	4,4
1974	12,1	12,8	15,9	29	13,1
1975	8,8	7,0	15,9	21	9,5
1976	14,3	7,0	11,4	24	10,9
1977	13,2	9,3	11,4	25	11,3
1978	16,5	10,5	13,6	30	13,6
1979	3,3	2,3	–	5	2,3
1980	12,1	10,5	11,4	25	11,3
1981	2,2	17,4	11,4	22	10,0
1982	13,2	17,4	6,8	30	13,6
Gesamt (n)	91	86	44	221	
(%)	100,0	100,0	100,0		100,0

* Aus den „Örtlichen Unfallerhebungen Hannover" im Auftrage der Bundesanstalt für Straßenwesen

Tabelle 2. Verteilung der Unfälle nach Unfallzeit

Unfallzeit (Stunde)	Altersgruppe Radfahrer Bis 15 Jahre %	16—65 Jahre %	Über 65 Jahre %	Gesamt n	%
8— 9 Uhr	3,3	3,5	4,5	8	3,6
9—10 Uhr	3,3	2,3	11,4	10	4,5
10—11 Uhr	5,5	3,5	13,6	14	6,3
11—12 Uhr	3,3	12,8	9,1	18	8,2
12—13 Uhr	8,8	5,8	6,8	16	7,2
13—14 Uhr	12,1	8,1	9,1	22	10,0
14—15 Uhr	13,2	12,8	9,1	27	12,2
15—16 Uhr	11,0	14,0	13,6	28	12,7
16—17 Uhr	16,4	14,0	11,4	32	14,5
17—18 Uhr	9,9	10,4	6,8	21	9,5
18—19 Uhr	8,8	5,8	2,3	14	6,3
19—20 Uhr	4,4	7,0	2,3	11	5,0
Gesamt (n)	91	86	44	221	
(%)	100,0	100,0	100,0		100,0

Insgesamt wurden 91 Kinder (41,2%) im Alter bis einschließlich 15 Jahre, 86 Erwachsene bis 65 Jahre (39,0%) und 44 ältere Personen im Alter von über 65 Jahren (19,8%) als verunfallte Radfahrer im Rahmen der Studie erfaßt.

Die Altersgruppen des untersuchten Personenkollektivs weisen gegenüber denen des bundesweiten Unfallgeschehens (s. Abb. 4) bis zum Alter von 25 Jahren eine vergleichbare Verteilung auf, dagegen eine überproportionale Beteiligung älterer Personen insbesondere über 65 Jahren (19,9% gegenüber 8,9% der Bundesstatistik).

39,8% aller verunfallten Radfahrer vorliegender Studie sind Kinder im Alter von 6—15 Jahren (Abb. 5).

Wegen des hohen Anteils Jugendlicher und älterer Personen wurden für die Auswertung der Studie 3 Altersgruppen gebildet — Personen bis 15, von 16 bis 65 und über 65 Jahre.

86,0% der Fahrradunfälle ereigneten sich innerorts (Tabelle 3). Ein bundesweiter Vergleich zeigt für das Jahr 1982, daß 87,4% der verletzten und getöteten Radfahrer innerorts registriert wurden [16], daß also eine annähernd vergleichbare Verteilung unseres Kollektivs vorliegt. Dabei zeigen sich keine erheblichen Unterschiede in einer innerorts festzustellenden höheren Unfallhäufigkeit bestimmter Altersgruppen. Ältere Personen verunfallen offensichtlich häufiger in Wohngebieten, während Unfälle mit diesen Personen nicht in Industriegebieten beobachtet werden.

Unfälle in Wohngebieten dominieren mit 57,9%, während Radfahrunfälle in reinen Industriegebieten nur zu 4,1% festgestellt wurden (Tabelle 4). 24% der Unfälle ereigneten sich in wenig bebauten und 14% in ländlichen Gegenden.

Ein Unfall ereignete sich bei Nebel, keiner bei Gewitter oder Schneefall und in 24 Fällen (11,1%) regnete es. Überwiegend war es zum Unfallzeitpunkt trocken (87,8%). Hier mag sich u.a. auch die Zeit der Einsatzbereitschaft des Teams widerspiegeln, so daß ein Einfluß des Wetters auf Unfälle mit Radfahrern nicht konstatiert werden kann.

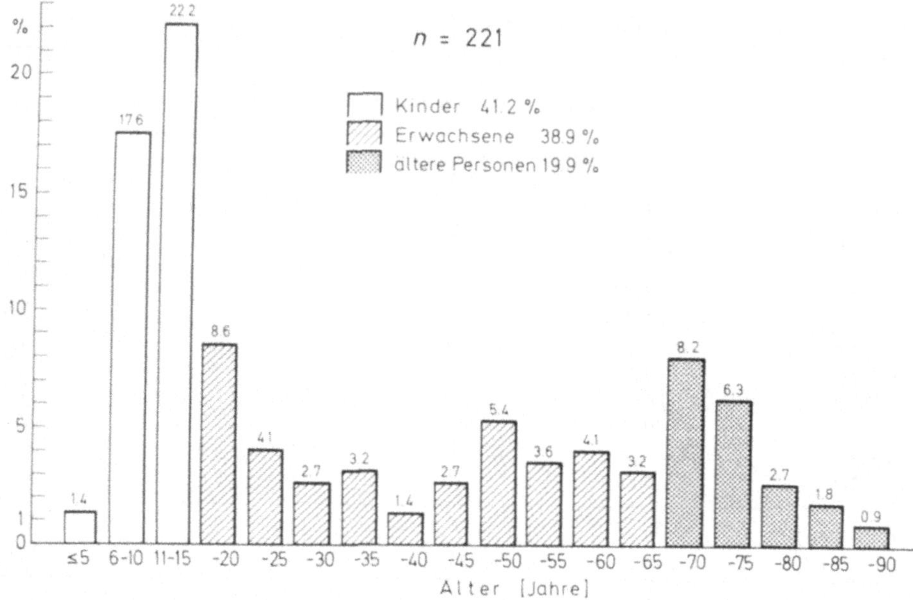

Abb. 5. Altersverteilung der untersuchten Radfahrer

Tabelle 3. Verteilung der Unfälle nach Ortslage

| Ortslage | Altersgruppe Radfahrer | | | Gesamt | |
	Bis 15 Jahre %	16−65 Jahre %	Über 65 Jahre %	n	%
Innerorts	86,8	86,0	84,1	190	86,0
Außerorts	13,2	14,0	15,9	31	14,0
Gesamt (n)	91	86	44	221	
(%)	100,0	100,0	100,0		100,0

Tabelle 4. Verteilung der Unfälle nach Art der umliegenden Bebauung

| Umgebung des Unfallortes (Bebauung) | Altersgruppe Radfahrer | | | Gesamt . . . . . | |
	Bis 15 Jahre %	16−65 Jahre %	Über 65 Jahre %	n	%
Wohngebiet	57,1	57,0	61,4	128	57,9
Industriegebiet	3,3	7,0	−	9	4,1
Wenig bebaut	24,2	23,2	25,0	53	24,0
Ländliches Gebiet	15,4	12,8	13,6	31	14,0
Gesamt (n)	91	86	44	221	
(%)	100,0	100,0	100,0		100,0

Einmündungen und Kreuzungen sind häufige Unfallorte (Tabelle 5). 58,3% der Unfälle ereigneten sich an Kreuzungen (25,3%) und Einmündungen (33,0%). In Kurven verunfallten lediglich 9,5%. Auffallend ist, daß an Kreuzungen weniger Unfälle mit Kindern (19,7%) und auf geraden Strecken weniger Unfälle mit älteren Menschen (18,2%) verzeichnet wurden.

Lediglich 4,9% der Straßen, auf denen die Unfälle passierten, wiesen ein Gefälle bzw. eine Steigung auf. Vor Grundstücksein- und -ausfahrten ereigneten sich 16,9% der Unfälle.

Überwiegend handelte es sich um Unfallorte auf Stadtstraßen (78,3%), in 9,0% auf Landstraßen und in 2,7% auf Bundesstraßen. 11,3% der Unfälle ereigneten sich an Straßenkombinationen.

47,1% der Straßen, auf denen sich Unfälle mit Fahrrädern ereigneten, besaßen keine Radwegführung, 18,6% wiesen einen einseitigen und 32,6% einen beidseitigen Radweg auf (Tabelle 6). Insbesondere Kinder verunfallten häufig auf Straßen ohne Radwegeführung (52,7%). 1,8% der Unfälle ereigneten sich an solchen Stellen, wo der Radweg nicht parallel zur Straße verläuft (u.a. einmündender Radweg).

Für 125 verunfallte Radfahrer (56,6%) war in Fahrtrichtung des Fahrrades kein Radweg vorgesehen.

Für 31 Radfahrer war ein einseitiger (14,0%) und für 59 ein beidseitiger Radweg (26,7%) vorhanden (Tabelle 7).

Tabelle 5. Verteilung der Unfälle nach Art der Straßenführung

Straßenführung horizontal	Altersgruppe Radfahrer			Gesamt	
	Bis 15 Jahre %	16–65 Jahre %	Über 65 Jahre %	n	%
Gerade	34,1	36,1	18,2	70	31,7
Kurve	9,9	5,8	15,9	21	9,5
Einmündung	35,2	27,9	38,6	73	33,0
Kreuzung	19,7	30,2	27,3	56	25,3
Sonstige	1,1	–	–	1	0,5
Gesamt (n)	91	86	44	221	
(%)	100,0	100,0	100,0		100,0

Tabelle 6. An der Unfallstelle vorhandene Radwege

Vorhandene Radwege	Altersgruppe Radfahrer			Gesamt	
	Bis 15 Jahre %	16–65 Jahre %	Über 65 Jahre %	n	%
Einseitig	19,8	12,8	27,3	41	18,5
Beidseitig	27,5	38,4	31,8	72	32,6
Sonstige	–	1,2	6,8	4	1,8
Keine	52,7	47,6	34,1	104	47,1
Gesamt (n)	91	86	44	221	
(%)	100,0	100,0	100,0		100,0

Tabelle 7. Für den Radfahrer vorgesehene Radwege

Für den Radfahrer vorgesehene Radwege	Altersgruppe Radfahrer			Gesamt	
	Bis 15 Jahre %	16–65 Jahre %	Über 65 Jahre %	n	%
Einseitig	15,4	9,3	20,5	31	14,0
Beidseitig	25,3	30,2	22,7	59	26,7
Sonstige	1,1	1,2	9,1	6	2,7
Keine	58,2	59,3	47,7	125	56,6
Gesamt (n)	91	86	44	221	
(%)	100,0	100,0	100,0		100,0

Die am Unfallort vorgefundenen Radwege waren überwiegend in einem guten Zustand (92,6%), 7,4% dagegen wiesen Mängel auf wie Wellen (2,1%), Längs- und Querrillen oder Schlaglöcher (2,0%) sowie Mischbelag (3,3%).

Viele Radfahrer benutzten keinen Radweg (60,2%). Es gab auch Fälle, in denen ein Radweg vorhanden war, jedoch nicht benutzt wurde. So war für 21 Radfahrer (15,8%) ein Radweg vorhanden, sie machten jedoch davon keinen Gebrauch. Ein Radweg war infolge Behinderung durch Mülltonnen nicht benutzbar. Von den Radwegbenutzern (n = 88) fuhren 63 (71,6%) korrekt auf dem für sie vorgesehenen Weg, während 11 ihn falsch benutzten (12,5%). 14 verunglückten auf dem Fußweg (Tabelle 8).

Ältere Radfahrer machten besonders häufig Gebrauch von einem Radweg (40,9%), verunfallten häufig am Anfang, Ende oder einem die Fahrbahn überquerenden Radweg.

74,3% aller benutzten Radwege verliefen parallel zur Straße. 13,5% waren überquerend, 9,5% endeten oder begannen und 2,7% wechselten die Straßenseite (Tabelle 9). Kinder (76,7%) und Erwachsene (84,6%) verunfallten demgegenüber häufiger bei parallel zur Fahrbahn verlaufendem Radweg.

Überwiegend fanden die Kollisionen zwischen Radfahrer und Pkw/Lkw auf der Fahrbahn einer Straße statt (75,6%), lediglich 2,3% (n = 5) ereigneten sich auf einem Fuß- und Radweg (Tabelle 10). 13,1% der Radfahrer verunfallten an einem markierten, 9% an einem

Tabelle 8. Benutzung der Radwege durch die Radfahrer

Benutzung der Radwege	Altersgruppe Radfahrer			Gesamt	
	Bis 15 Jahre %	16–65 Jahre %	Über 65 Jahre %	n	%
Benutzt	29,7	24,4	34,1	63	28,5
Falsch benutzt	3,3	5,8	6,8	11	5,0
Nicht möglich	1,1	–	–	1	0,5
Nicht benutzt	7,7	9,3	11,4	20	9,0
Fußweg benutzt	9,9	5,8	–	14	6,3
Entfällt	48,3	54,7	47,7	112	50,7
Gesamt (n)	91	86	44	221	
(%)	100,0	100,0	100,0		100,0

Tabelle 9. Verlauf der vom Radfahrer benutzten Radwege

Verlauf der be- nutzten Radwege	Altersgruppe Radfahrer			Gesamt	
	Bis 15 Jahre %	16—65 Jahre %	Über 65 Jahre %	n	%
Parallel zur Fahrbahn	76,7	84,7	55,6	55	74,3
Fahrbahnseite wechselnd	3,3	3,8	–	2	2,7
Radweg Anfang/Ende	3,3	7,7	22,2	7	9,5
Fahrbahn überquerend	16,7	3,8	22,2	10	13,5
Gesamt (n)	30	26	18	74	
(%)	100,0	100,0	100,0		100,0

nicht markierten Überweg. Auffallend ist, daß ältere Radfahrer gehäuft an einem nicht markierten Überweg verunfallten (15,9%). 40% der Radfahrer benutzten unmittelbar vor ihrer Kollision einen Rad-/Fußweg, kindliche und ältere Radfahrer häufiger (43% bzw. 41%). Von den Personen, die einen Radweg richtig benutzten, fand die Kollision zu je 1/3 auf der Straße und auf einer querenden Radfahrerfurt statt. In 28,6% kollidierte der Radfahrer bei Verlassen das Radweges, um im Kreuzungsbereich den auf seiner Straßenseite fortführenden Radweg zu erreichen. 12,5% benutzten den Radweg nicht ordnungsgemäß, am häufigsten Erwachsene (23,8%). Kinder dagegen zeigten hier lediglich in 7,7% der Fälle ein fehlerhaftes Verhalten. Von den Radfahrern, denen eine falsche Benutzung des Radweges nachgewiesen werden konnte, verunfallten über die Hälfte (54,5%) auf der Straße, demgegenüber Kinder zu 2/3 auf einem markierten Überweg.

Bei der Art der Trennung des Radweges von der Straße wurde zwischen
— baulicher und
— optischer Trennung
unterschieden. Dabei gelten u.a. Bordsteine, Leitplanken oder Mauerwerke als bauliche Maßnahmen, dagegen Markierungen, Pflasterungen oder unterschiedliche Farbgebung als optische Maßnahmen zur Kennzeichnung des Radweges. Zusätzlich können u.a. Parkbuchten, Gebüsch oder Grünstreifen vorhanden sein, die zusätzlich als eine räumliche Trennung von Radweg und Straße angesehen wurden.

Von den benutzten Radwegen waren 93,2% baulich getrennt, davon 58,0% von der Straße, 5,8% von einem Fußweg und 36,2% von Straße und Fußweg. Optisch getrennt waren 28,4%, davon 19,0% von der Straße und 81,0% vom Fußweg.

Räumlich getrennt zeigten sich 66,2% der benutzten Radwege, wobei bei nahezu der Hälfte die Trennung aus Sand- bzw. Grünstreifen zwischen Radweg und Straße bestand (45,5%).

14

Tabelle 10. Radwegbenutzung und Kollisionsort

Altersgruppe Radfahrer	Kollisionsort	Straße ohne Radweg %	Radwegbenutzung					Gesamt	
			Richtig benutzt %	Nicht benutzt %	Falsch benutzt %	Nicht möglich %	Fußweg benutzt %	n	%
Bis 15 Jahre	Fußweg	–	–	–	–	–	11,1	1	1,1
	Radweg	–	3,7	–	–	–	–	1	1,1
	Markierter Überweg	–	37,0	–	66,7	–	–	12	13,2
	Straße	100,0	37,0	100,0	33,3	100,0	88,9	71	78,0
	Nicht markierter Überweg	–	22,3	–	–	–	–	6	6,6
	Gesamt (n)	44	27	7	3	1	9	91	
	(%)	100,0	100,0	100,0	100,0	100,0	100,0		100,0
16–65 Jahre	Fußweg	–	–	–	–	–	20,0	1	1,2
	Radweg	–	4,8	–	–	–	–	1	1,2
	Markierter Überweg	4,3	38,1	–	40,0	–	40,0	14	16,3
	Straße	95,7	33,3	87,5	40,0	–	40,0	63	73,2
	Nicht markierter Überweg	–	23,8	12,5	20,0	–	–	7	8,1
	Gesamt (n)	47	21	8	5	–	5	86	
	(%)	100,0	100,0	100,0	100,0	–	100,0		100,0
Über 65 Jahre	Fußweg	–	–	–	–	–	–	–	–
	Radweg	–	6,7	–	–	–	–	1	2,3
	Markierter Überweg	–	20,0	–	–	–	–	3	6,8
	Straße	100,0	26,7	100,0	100,0	–	–	33	75,0
	Nicht markierter Überweg	–	46,6	–	–	–	–	7	15,9
	Gesamt (n)	21	15	5	3	–	–	44	
	(%)	100,0	100,0	100,0	100,0	–	–		100,0
Alle Altersgruppen	Fußweg	–	–	–	–	–	14,3	2	0,9
	Radweg	–	4,8	–	–	–	–	3	1,4
	Markierter Überweg	1,8	33,3	–	36,4	–	14,3	29	13,1
	Straße	98,2	33,3	95,0	54,5	100,0	71,4	167	75,6
	Nicht markierter Überweg	–	28,6	5,0	9,1	–	–	20	9,0
	Gesamt (n)	112	63	20	11	1	14	221	
	(%)	100,0	100,0	100,0	100,0	100,0	100,0		100,0

In 26,5% lag eine unterschiedliche Pflasterung vor (Tabelle 11), in 12,7% waren zwischen Straße und Radweg Parkbuchten vorhanden. Eine deutlich separate Radwegführung lag lediglich in 14,3% vor. Kindliche Radfahrer verunfallten häufiger an Stellen räumlicher Trennung (76,6%), wo Sand-, Grünstreifen oder eine andersartige Pflasterung vorhanden ist, als ältere Radfahrer (66,8%) oder Erwachsene (63,8%).

Eine räumliche Trennung von Radweg und Fußweg wurde bei 7 Unfallstellen (3,2%) beobachtet. Dabei handelte es sich bei dem Trennungsmerkmal um Sand- und Grünstreifen, z.T. mit Bäumen bzw. Gebüsch bewachsen.

Eine alleinige optische Trennung von Radweg und Straße durch Fahrbahnmarkierungen lag bei 1,4% (n = 3) vor, eine optische Trennung von Fahrrad- und Fußweg fand sich allerdings bei 10,4%.

35,0% der Radwege waren amtlich wie folgt ausgewiesen:
— ausschließlich als Radweg   29,3%
— als Rad- neben Fußweg   29,3%
— als Rad- und Fußweg   39,0%
— sonstige   2,4%.

In dem als „sonstige" erfaßten Fall handelte es sich um einen Fußweg, der mit einem Hinweisschild „Für Radfahrer erlaubt" versehen war.

Über die Hälfte aller Radfahrer (58,9%) waren unmittelbar vor dem Unfall durch eine verkehrsregelnde Maßnahme bzw. Vorschrift gebunden (Tabelle 12). Am häufigsten (21,3%) mußte der Radfahrer an der eigentlichen Unfallstelle die Vorfahrt achten. 41,1% aller Unfälle mit Beteiligung eines Radfahrers ereigneten sich an Stellen ohne besondere verkehrsregelnde Vorschriften. Radfahrer über 65 Jahre verunfallten gegenüber Radfahrern anderer Altersgruppen häufiger an Stellen, an denen sie einer Verkehrsregelung unterlagen und auch dort die Vorfahrt zu beachten hatten, dagegen verunglückten Kinder häufiger an Stellen ohne Verkehrsregelung.

Tabelle 11. Art der räumlichen Trennung der benutzten Radwege von der Straße

| Räumliche Trennung der benutzten Radwege von der Fahrbahn | Altersgruppe Radfahrer | | | | | |
	Bis 15 Jahre %	16–65 Jahre %	Über 65 Jahre %	Gesamt n	%	%
Sand-, Grünstreifen	33,3	26,1	16,7	19	25,7	38,8
Andere Pflasterung	20,0	15,4	16,7	13	17,6	26,5
Gebüsch, Bäume	3,3	3,8	–	2	2,7	4,1
Parkbuchten	16,7	3,8	5,6	7	9,4	14,3
Leitplanken	3,3	–	–	1	1,4	2,0
Separater Radweg	–	7,7	27,8	7	9,4	14,3
Keine, entfällt	23,4	46,2	33,2	25	33,8	
Gesamt (n)	30	26	18	74		49
(%)	100,0	100,0	100,0		100,0	100,0

Tabelle 12. Verkehrsregelung für den Radfahrer

Verkehrsregung für den Radfahrer	Altersgruppe Radfahrer			Gesamt	
	Bis 15 Jahre %	16–65 Jahre %	Über 65 Jahre %	n	%
Lichtzeichenanlage	5,5	15,1	–	18	8,1
Vorfahrtberechtigt	5,5	9,3	13,6	19	8,6
Vorfahrt achten	18,6	19,8	29,5	47	21,3
Rechts vor links	5,5	3,5	9,1	12	5,4
Überweg	3,3	–	–	3	1,4
Vorrang beim Abbiegen	8,8	8,1	13,6	21	9,5
Zebrastreifen	1,1	1,2	2,3	3	1,4
Stopschild	3,3	4,7	–	7	3,2
Keine, entfällt	48,4	38,3	31,9	91	41,1
Gesamt (n)	91	86	44	221	
(%)	100,0	100,0	100,0		100,0

4. 2 Unfallkonstellationen

4. 2. 1 Unfallpartner

Als häufigster Kollisionspartner des Radfahrers konnte ein Pkw festgestellt werden (88,2%). Nach den bereits bei Fußgängerunfällen gewonnenen Erkenntnissen [5] wurde nach verschiedenen Fahrzeugformen (Ponton-, Keil- und Kastenform) differenziert (Tabelle 13).

82,6% aller Radfahrerkollisionen erfolgten mit pontonförmigen, 5,1% mit kasten- und 12,3% mit keilförmigen Fahrzeugen. Dabei fanden sich für die einzelnen Altersgruppen keine nennenswerten Unterschiede in der Kollisionshäufigkeit. Buskollisionen wurden im Rahmen vorliegender Unfallerhebungen nicht erfaßt.

82,8% der mit einem Pkw kollidierten Radfahrer wurden von der Fahrzeugfront erfaßt.

Tabelle 13. Kollisionsgegner des Radfahrers

Kollisionsgegner des Fahrrades	Altersgruppe Radfahrer			Gesamt	
	Bis 15 Jahre %	16–65 Jahre %	Über 65 Jahre %	n	%
Pkw Kastenform	4,4	5,8	2,3	10	4,5
Pkw Pontonform	74,7	68,6	77,2	161	72,8
Pkw Keilform	9,9	11,6	11,4	24	10,9
Lkw	11,0	12,8	9,1	25	11,3
Bus	–	–	–	–	–
Sonstige	–	1,2	–	1	0,5
Gesamt (n)	91	86	44	221	
(%)	100,0	100,0	100,0		100,0

Häufige Anprallzonen befinden sich an der rechtsseitigen Fahrzeugsfront mit 44,4% in einem Bereich von 0–80 cm von der Fahrzeugmittelachse (Abb. 6). Die Kollisionen an der rechten und linken Fahrzeugseite sind hier zusammengefaßt dargestellt worden. Der Anstoßpunkt der Fahrräder liegt häufig unmittelbar am vorderen Ende des Kotflügels (8,7% im Bereich von 0–20 cm von der Fahrzeugfront entfernt).

48,4% aller mit einem Fahrrad kollidierenden Fahrzeuge besaßen zum Zeitpunkt des Unfalls ein Gewicht (Crashgewicht) unter 1 100 kg (bei Berücksichtigung nach Leergewicht 59,5%). Verglichen mit dem bundesweiten Bestand an Kraftfahrzeugen (Kraftfahrtbundesamt 1979), nach dem ca. 75% der Fahrzeuge ein Leergewicht unter 1 100 kg aufwiesen, verunfallten somit die im Rahmen vorstehender Studie erfaßten Radfahrer häufiger mit einem schwereren Pkw.

Tabelle 14 zeigt eine prozentuale Häufigkeitsverteilung der bei den Kollisionsgegnern des Fahrrades ermittelten Crashgewichte. Kinder verunfallten häufiger mit Fahrzeugen kleinerer Gewichtsklassen. So weisen 53,9% der mit Kindern kollidierenden Fahrzeuge ein Crashgewicht von unter 1 100 kg auf, demgegenüber 43% bei Erwachsenen und 47,8% bei älteren Radfahrern. Eine Kollision von Lastwagen über 2,8 t mit Kindern ist deutlich seltener zu beobachten.

Die verunfallten Fahrräder mit ihren Aufsassen besaßen ein Crashgewicht zwischen 30 und 139 kg (90% unter 100 kg), dabei Räder mit Kindern von 30–100 kg (90% unter 70 kg), mit Erwachsenen von 65–139 kg (90% unter 100 kg). Somit können bei Kollisionen von Radfahrern mit Pkw aufgrund der unterschiedlichen Crashgewichte der einzelnen Kollisionspartner durchaus Massenfaktoren von 4–100 auftreten.

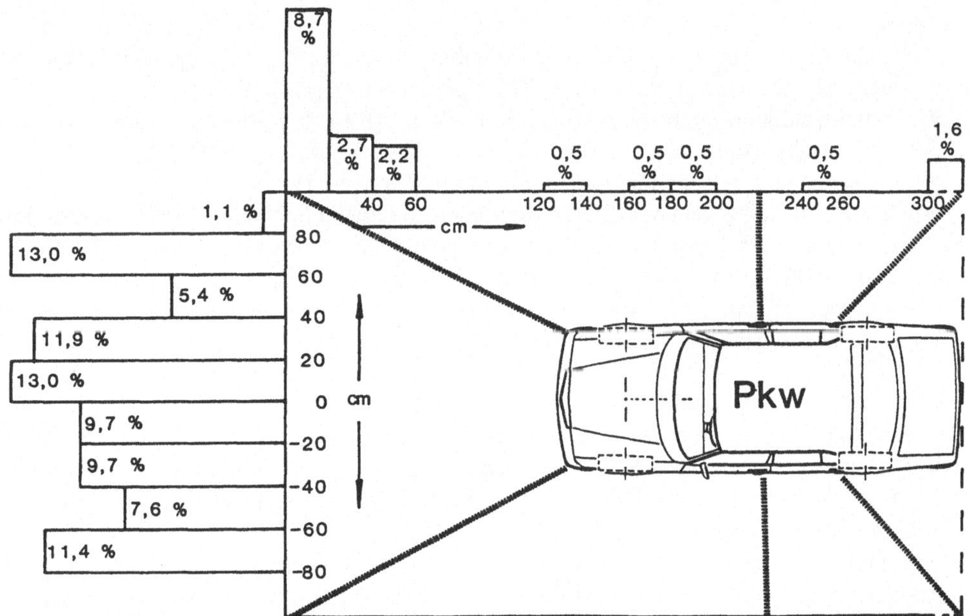

Abb. 6. Anprallstellen der Radfahrer bei Kollision mit einem Pkw. Maße in cm in Fahrzeuglängs- und querachse

Tabelle 14. Crashgewicht der Kollisionsgegner des Fahrrades

Crashgewicht des Kollisionsgegners in kg	Altersgruppe Radfahrer			Gesamt	
	Bis 15 Jahre %	16—65 Jahre %	Über 65 Jahre %	n	%
Bis 700	1,1	2,3	—	3	1,4
701— 900	22,0	17,4	20,5	44	19,9
901—1100	30,8	23,3	27,3	60	27,1
1101—1300	16,5	16,3	20,4	38	17,2
1301—1500	18,7	16,3	13,6	37	16,7
1501—2800	5,5	14,0	11,4	22	10,0
2801—7500	—	2,3	4,5	4	1,8
Über 7500	3,3	3,5	2,3	7	3,2
Unbekannt	2,1	4,6	—	6	2,7
Gesamt (n)	91	86	44	221	
(%)	100,0	100,0	100,0		100,0

4. 2. 2 Fahr- und Kollisionsgeschwindigkeiten

Die Fahr- und Kollisionsgeschwindigkeiten der mit dem Radfahrer kollidierenden Fahrzeuge konnten in einer ausführlichen Rekonstruktion des Unfalls bestimmt werden. Dabei fanden die bereits früher von uns beschriebenen detaillierten Rekonstruktionsverfahren Anwendung [2].

Die Tabelle 15 zeigt eine Häufigkeitsverteilung der ermittelten Fahrgeschwindigkeiten unmittelbar bei Reaktionsbeginn für die Kollisionsgegner des Radfahrers.

Fahrgeschwindigkeiten bis 40 km/h sind selten (19%), bis 50 km/h fuhren lediglich 37,5% der Unfallpartner vor der Kollision. Nahezu die Hälfte der Unfälle (48,9%) ereignete sich im Geschwindigkeitsbereich von 51—80 km/h (Tabelle 15).

Auffallend ist das gegenüber älteren Menschen besonders hohe Geschwindigkeitsniveau, da hier insgesamt 75% der Unfallfahrzeuge über 50 km/h fuhren, während dies bei Erwachsenen zu 58,3% und bei Kindern nur zu 57,2% ermittelt wurde. Da es sich überwiegend um Innerortsunfälle handelt, kann von einem zu hohen Geschwindigkeitsniveau gesprochen werden, das zum Unfall mit Radfahrern führte.

So zeigt auch die in Abb. 7 aufgezeigte Summenhäufigkeit für die 3 Altersgruppen anschaulich, daß insbesondere bei Unfällen mit Radfahrern von über 65 Jahren ein hohes Geschwindigkeitsniveau vorliegt und daß die Pkw/Lkw-Fahrer gegenüber Kindern offensichtlich ein deutlich höheres Sicherheitsbewußtsein zeigen, als gegenüber Erwachsenen und älteren Menschen. 42,9% der Pkw/Lkw-Fahrer fuhren bei Erkennen von kindlichen Radfahrern unter 50 km/h.

Das bereits bei den ermittelten Fahrgeschwindigkeiten festgestellte hohe Geschwindigkeitsniveau gegenüber älteren Radfahrern wird gleichermaßen bei der Anstoßgeschwindigkeit deutlich. Mit den niedrigsten Geschwindigkeiten angefahren wurden Erwachsene, wenngleich der Unterschied zwischen den jeweiligen Altersgruppen nicht so gravierend erscheint. 66,3% der Radfahrer im Alter von 16—65 Jahren, 60,5% im Alter bis 15 Jahren

Tabelle 15. Ausgangsgeschwindigkeit der Kollisionsgegner des Fahrrades

Fahrgeschwindigkeit des Kollisions- gegners in km/h	Altersgruppe Radfahrer			Gesamt	
	Bis 15 Jahre %	16–65 Jahre %	Über 65 Jahre %	n	%
Bis 10	–	4,6	–	4	1,8
11–20	2,2	4,6	2,3	7	3,2
21–30	4,4	4,6	9,1	12	5,4
31–40	9,9	9,3	4,5	19	8,6
41–50	25,2	16,3	9,1	41	18,5
51–60	18,7	22,1	29,5	49	22,2
61–70	19,8	11,7	22,7	38	17,2
71–80	6,6	14,0	6,8	21	9,5
Über 80	12,1	10,5	16,0	27	12,2
Unbekannt	1,1	2,3	–	3	1,4
Gesamt (n)	91	86	44	221	
(%)	100,0	100,0	100,0		100,0

und 54,5% der über 65 Jahre alten Radfahrer wird mit Kollisionsgeschwindigkeiten bis 50 km/h angefahren (Tabelle 16).

Mit Geschwindigkeiten von über 80 km/h wurden 9,1% der älteren Menschen über 65 Jahre, 3,5% der Erwachsenen und 3,3% der Kinder erfaßt.

So korrelieren auch die für verschiedene Altersgruppen der Radfahrer aufgezeigten Summenhäufigkeiten der ermittelten Kollisionsgeschwindigkeiten (Abb. 8). Dabei wird

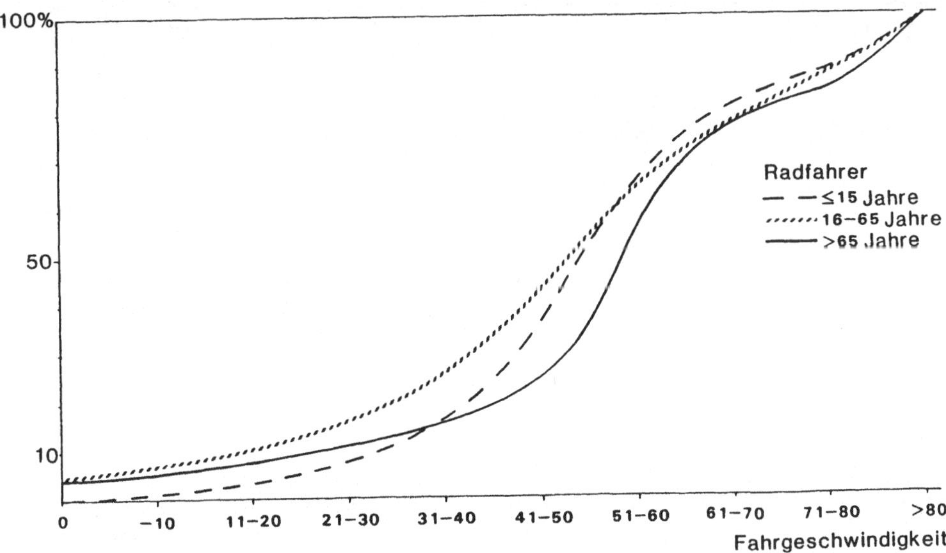

Abb. 7. Verteilung der ermittelten Ausgangsgeschwindigkeiten des Kollisionsgegners eines Fahrrades (kumulativ)

20

Tabelle 16. Kollisionsgeschwindigkeit der Unfallgegener des Fahrrades

Kollisionsgeschwindig-keit des Kollisions-gegners in km/h	Altersgruppe Radfahrer			Gesamt	
	Bis 15 Jahre %	16–65 Jahre %	Über 65 Jahre %	n	%
Bis 10	1,1	2,3	2,3	4	1,8
11–20	8,8	9,3	6,8	19	8,6
21–30	14,3	16,3	15,9	34	15,4
31–40	14,3	16,3	15,9	34	15,4
41–50	22,0	22,1	13,6	45	20,4
51–60	23,0	12,8	29,6	45	20,4
61–70	9,9	8,1	6,8	19	8,6
71–80	3,3	7,0	–	9	4,1
Über 80	3,3	3,5	9,1	10	4,4
Unbekannt	–	2,3	–	2	0,9
Gesamt (n)	91	86	44	221	
(%)	100,0	100,0	100,0		100,0

nochmals deutlich, daß Kinder gegenüber Erwachsenen und älteren Menschen nahezu immer mit niedrigeren Geschwindigkeiten angefahren wurden.

Die Geschwindigkeit zum Zeitpunkt der Kollision konnte bei 85,4% der erfaßten Unfälle aus Spuren der Fahrzeuge, Wurfweiten der Radfahrer und Rutschweiten der Fahrräder ermittelt, in den restlichen Fällen kritisch geschätzt werden.

85,5% der Fahrzeuge bremsten vor der Kollision mit dem Radfahrer, 87,8% der Fahrzeuge bei Kindern, 76,5% bei Erwachsenen und sogar 93,0% bei älteren Personen.

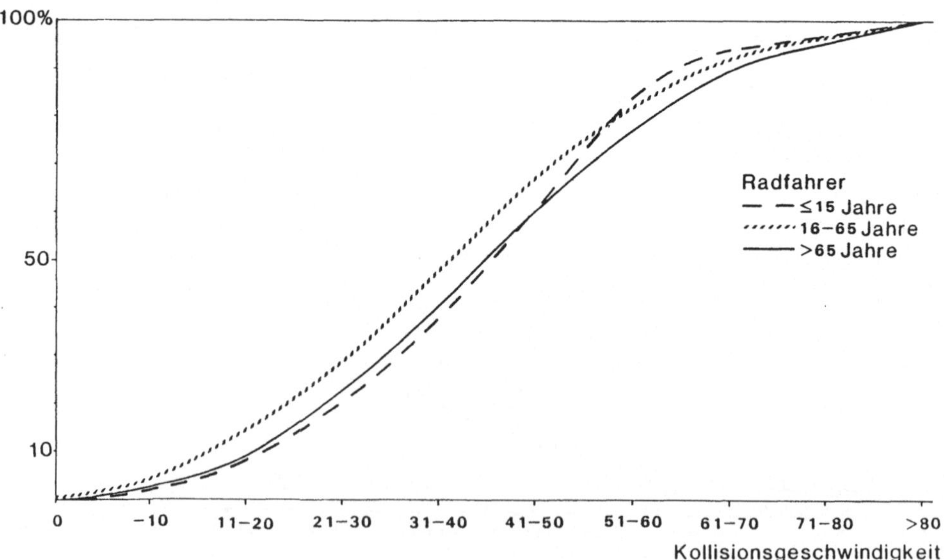

Abb. 8. Verteilung der ermittelten Kollisionsgeschwindigkeiten des Unfallgegners eines Fahrrades (kumulativ)

4. 2. 3 Unfallschuld und Vermeidbarkeit

Infolge der ausführlichen Rekonstruktion des Unfalls einschließlich einer Vermeidbarkeits-überprüfung war es möglich, auch die Schuldzuweisung für das Zustandekommen des Unfalls exakter vornehmen zu können. Dies erfolgte durch eine kritische Bewertung der Unfallzusammenhänge und der Befragungsprotokolle der Beteiligten.

Die detaillierte Dokumentation und Rekonstruktion der Unfälle ließ für 86,9% der Fälle eine Vermeidbarkeitsberechnung zu. Bei 61,5% der Unfälle war nach eingeleitetem Reaktionsverhalten beider Unfallpartner — sowohl für den Pkw/Lkw-Fahrer als auch für den Radfahrer — der Unfall weder räumlich noch zeitlich vermeidbar (Tabelle 17), was insbesondere für Unfälle mit kindlichen Radfahrern gilt (67,0%). In 13,1% ließ sich auf-grund fehlender Angaben keine Vermeidbarkeitsbetrachtung durchführen.

Für den Fahrer räumlich vermeidbar waren 19,5% und zeitlich vermeidbar 5,9% der Unfälle (Tabelle 17). Der hohe Anteil räumlich vermeidbarer Unfälle mit älteren Rad-fahrern verdeutlicht nochmals, daß gegenüber diesem Personenkollektiv ein unverhält-nismäßig hohes Geschwindigkeitsniveau nachgewiesen werden konnte (s. Abb. 7).

In 48,4% aller untersuchten Fälle war ein fehlerhaftes Verhalten beider Unfallpartner am Zustandekommen des Unfalls festzustellen (Tabelle 18). Eine Alleinschuld lag in 32,6% beim Radfahrer und in 18,1% beim Kollisionsgegner Pkw/Lkw. Auffallend hoch ist der Anteil alleinschuldiger kindlicher Radfahrer mit 37,4% gegenüber 31,4% bei Erwachsenen und nur 25,0% bei älteren Personen. So konnte auch eine nachgewiesene Alleinschuld des Pkw/Lkw-Fahrers gegenüber Kindern nur in 14,3% ermittelt werden.

Inwieweit der Radfahrer vor dem Unfallereignis für den Kollisionspartner sichtbar war, läßt sich nach der Ermittlung des ersten Sichtlinienkontakts sowie der Bewertung von Lichtverhältnissen, Kleidung und Umgebung des Unfallortes bewerten.

Die Einzelfallauswertung zeigt, daß bei 59,0% der Pkw/Lkw eine Sichtbehinderung des Fahrers ganz auszuschließen und in 41% die Sicht zum Zeitpunkt der Reaktion einge-schränkt war. Fahrende Fahrzeuge (9,7%), parkende Fahrzeuge (11,5%) und Zäune, Gebüsch oder Mauerecken (19,8%) behinderten in diesen Fällen die Übersicht.

Eine Sichtbehinderung für den Radfahrer konnte in 41,8% durch fahrende (9,3%) und parkende Fahrzeuge (11,5%) sowie Zäune, Gebüsch und Mauerecken (21,0%) nachgewiesen werden. 93,4% der Kollisionsgegner des Radfahrers waren für andere Verkehrsteilnehmer gut, 6,2% eingeschränkt und 0,4% schlecht erkennbar.

Tabelle 17. Ermittelte Vermeidbarkeit des Unfalls von seiten des Unfallgegners

Vermeidbarkeit durch den Kollisionsgegner	Altersgruppe Radfahrer			Gesamt	
	Bis 15 Jahre %	16—65 Jahre %	Über 65 Jahre %	n	%
Nicht vermeidbar	67,0	57,0	59,1	136	61,5
Nicht ermittelbar	8,8	20,9	6,8	29	13,1
Räumlich vermeidbar	16,5	18,6	27,3	43	19,5
Zeitlich vermeidbar	7,7	3,5	6,8	13	5,9
Gesamt (n)	91	86	44	221	
(%)	100,0	100,0	100,0		100,0

Räumlich vermeidbar: bei zul. Fahrgeschwindigkeit vor Kollisionsstelle vollst. Abbremsung
Zeitlich vermeidbar: bei zul. Fahrgeschwindigkeit hat Fahrrad Kollisionsbereich verlassen

Tabelle 18. Unfallschuld aus örtlichen Erhebungen

Schuldzuweisungen nach Unfallforschung	Altersgruppe Radfahrer			Gesamt	
	Bis 15 Jahre %	16–65 Jahre %	Über 65 Jahre %	n	%
Keine	1,1	1,2	–	2	0,9
Kollisionsgegner	14,3	22,1	18,2	40	18,1
Radfahrer	37,4	31,4	25,0	72	32,6
Beide Beteiligte	47,2	45,3	56,8	107	48,4
Gesamt (n)	91	86	44	221	
(%)	100,0	100,0	100,0		100,0

Für andere Verkehrsteilnehmer war der Radfahrer zu 90% gut und zu 10% eingeschränkt oder schlecht erkennbar.

Nach Kenntnis aller Unfallzusammenhänge wurden anlehnend an das amtliche Unfallursachenverzeichnis allen Beteiligten Unfallursachen zugeordnet.

Als häufigste Ursachen konnten bei Radfahrern „Fehler beim Abbiegen" in 22,2%, „Nichtbeachten der Vorfahrt" in 20,8% und „Fehler beim Einfahren in den fließenden Verkehr" in 10,9% festgestellt werden (Tabelle 19). Vorfahrtsdelikte kommen häufiger bei älteren Radfahrern vor, bei denen „Nichtbeachten der Vorfahrt" zu 29,5% festgestellt wurde. Dagegen zeigten kindliche Radfahrer mit 17,6% gegenüber anderen Altersgruppen häufiger „Fehler beim Einfahren in den Verkehr". Unfallursächliche technische Mängel konnten an 8% der Fahrräder nachgewiesen werden.

Bei den mit einem Radfahrer kollidierenden Pkw/Lkw dominieren als Hauptunfallursache mit 39,4% das „Überschreiten der zulässigen Höchstgeschwindigkeit" (Tabelle 20), insbesondere gegenüber älteren Radfahrern (50%). So kann ein verkehrsgerechtes Verhalten der Pkw/Lkw-Fahrer gegenüber Kindern deutlich häufiger festgestellt werden (38,4%) als gegenüber Erwachsenen (32,5%) und insbesondere älteren Menschen (25,1%). Insgesamt zeigten nur etwa 1/3 (33,5%) der Pkw/Lkw-Fahrer ein verkehrsgerechtes Verhalten. Fahrfehler konnten bei Pkw/Lkw-Fahrern somit zu 64,6% registriert werden, wobei 72% dieser auf Alkohol, Geschwindigkeit und technische Mängel, sog. „Einstellungsfehler" zurückzuführen sind. Obwohl zusammenfassend gegenüber kindlichen Radfahrern ein im Durchschnitt niedrigeres Geschwindigkeitsniveau der Pkw/Lkw festzustellen ist, sind die Unfälle dennoch durch den Fahrer des Pkw/Lkw seltener vermeidbar.

Auf einige wesentliche Randbedingungen des Unfallgeschehens sei hingewiesen:

Zum Unfallzeitpunkt herrschte in 56,4% eine geringe Verkehrsdichte, schnell fließender Verkehr dagegen nur bei 4% der Unfälle.

13,7% der Radfahrer wollten den Unfallort in Geradeausfahrt passieren, 22,9% waren Linksabbieger, 60,3% kreuzend und lediglich 3,1% rechtsabbiegend.

Der Unfallgegner des Fahrrades war in 88,6% geradeausfahrend, in 6,2% rechtsabbiegend, in 4,4% linksabbiegend und in 0,8% stehend.

12,8% der Kollisionen fanden auf einem Überweg statt, 8,8% auf einem die Straße querenden Radweg und 3,0% auf einem Rad- oder Fußweg.

79,4% der verunfallten Radfahrer fahren täglich und nur 3,2% gelegentlich Rad, 2,3% ausschließlich während der Sommermonate. Für 68,9% wurde das Fahrrad zum Zeitpunkt

Tabelle 19. Hauptunfallursachen der Radfahrer

Hauptunfallursache der Radfahrer	Altersgruppe Radfahrer			Gesamt	
	Bis 15 Jahre %	16–65 Jahre %	Über 65 Jahre %	n	%
Alkoholeinfluß	–	1,2	2,3	2	0,9
Benutzung der falschen Fahrbahn	5,5	3,5	2,3	9	4,1
Verstoß gegen das Rechtsfahrgebot	1,1	2,3	–	3	1,4
Nicht angepaßte Geschwindigkeit	2,2	2,3	–	4	1,8
Überholen trotz unklarer Verkehrslage	–	1,2	–	1	0,4
Sonstige Fehler beim Überholen	1,1	–	–	1	0,4
Ausscheren trotz nachfolgenden Verkehrs	1,1	2,3	2,3	4	1,8
Nichtbeachten „rechts vor links"	2,2	3,5	4,5	7	3,2
Nichtbeachten des „Vorfahrt achten"	19,8	17,4	29,5	46	20,8
Nichtbeachten der LZA oder Polizeibeamten	3,3	9,3	–	11	5,0
Sonstige Mißachtung der Vorfahrtsregeln	–	1,2	6,8	4	1,8
Mißachtung Vorfahrt des Gegenverkehrs	–	3,5	2,3	4	1,8
Fehler beim Abbiegen	25,3	17,4	25,0	49	22,2
Fehler beim Einfahren in den Verkehr	17,6	6,9	4,5	24	10,9
Unzulässiges Halten	–	1,2	–	1	0,4
Andere Fehler beim Radfahren	2,2	1,2	–	3	1,4
Sonstige Ursachen	3,3	2,4	2,3	6	2,7
Keine, unbekannt	15,3	23,2	18,2	42	19,0
Gesamt (n)	91	86	44	221	
(%)	100,0	100,0	100,0		100,0

des Unfalls als reines Freizeitfahrzeug benutzt, 10,8% benutzten es zu Besorgungen, 13,5% zur Schule und nur 6,8% von/zur Arbeit. 11,3% der Radfahrer gaben an, vor dem Unfallzeitpunkt Alkohol und 7,8% Medikamente zu sich genommen zu haben. 6,1% der Radfahrer hatten zuvor schon einen oder mehrere Unfälle als Radfahrer.

66% der verunfallten Radfahrer hatten Verkehrsunterricht, 46% in der Schule, 10% in einer Fahrschule und 10% an sonstigen Orten.

Tabelle 20. Hauptunfallursachen der Unfallgegener der Fahrradfahrer

Hauptunfallursache der Kollisions- gegner	Altersgruppe Radfahrer			Gesamt	
	Bis 15 Jahre %	16—65 Jahre %	Über 65 Jahre %	n	%
Alkoholeinfluß	1,1	3,5	4,5	6	2,7
Benutzung der falschen Fahrbahn	2,2	2,3	–	4	1,8
Überschreiten der Höchsgeschwindigkeit	39,6	33,6	50,0	87	39,4
Nicht angepaßte Geschwindigkeit	4,4	3,5	4,5	9	4,1
Ungenügender Sicherheitsabstand	2,2	2,3	2,3	5	2,3
Überholen trotz unklarer Verkehrslage	–	1,2	–	1	0,4
Nichtbeachten „rechts vor links"	1,1	–	2,3	2	0,9
Nichtbeachten des „Vorfahrt achten"	3,3	9,3	4,5	13	5,9
Nichtbeachten der LZA oder Polizeibachten	1,1	1,2	–	2	0,9
Mißachtung Vorfahrt des Gegenverkehrs	1,1	1,2	–	2	0,9
Fehler beim Abbiegen	4,4	3,5	4,5	9	4,1
Fehler beim Wenden oder Rückwärtsfahren	–	1,2	–	1	0,4
Fehler beim Einfahren in den Verkehr	1,1	1,2	–	2	0,9
Andere Fehler beim Fahrzeugführer	–	2,3	2,3	3	1,4
Technische Mängel an der Bereifung	–	1,2	–	1	0,4
Keine	38,4	32,5	25,1	74	33,5
Gesamt (n)	91	86	44	221	
(%)	100,0	100,0	100,0		100,0

4.3 Einfluß der Informationsfülle

Zur Bewertung der auf den Radfahrer unmittelbar vor der Kollisionsstelle einwirkenden und von diesem umzusetzenden Informationsfülle (u.a. durch den fließenden Verkehr, Ampelregelungen, überquerende Fußgänger und Verkehrsschilder) wurde im Rahmen der Studie versucht, diese Informationseinheiten retrospektiv zu erfassen. Grundlage bildeten dabei neben der maßstäblichen Skizze der Unfallörtlichkeit Fotos der Unfallstelle und Umgebung sowie ausführliche Befragungen der Beteiligten. Gezählt wurde dabei das unmittelbar vor der Kollisionsstelle zu registrierende Verkehrsglied, wie z.B. der Längsverkehr oder ein zuvor erscheinendes Hinweisschild.

Keine Information zu verarbeiten hatten lediglich 2 Radfahrer. 86,4% der Radfahrer hatten jedoch 1–3 und 2,7% mehr als 3 Informationen aufzunehmen.

27,1% der Radfahrer hatten unmittelbar vor dem Unfallereignis 1 Information zu verarbeiten, 41,2% 2 Informationen, 18,1% 3 Informationen und 12,8% mehr als 3 Informationen (Tabelle 21). Kindliche Radfahrer hatten deutlich geringere Informationsfüllen zu bewältigen als Radfahrer höheren Alters.

Ein unmittelbarer Einfluß der nachgewiesenen Informationsfülle auf ein schuldhaftes Verhalten konnte nicht eindeutig festgestellt werden, obwohl 95,2% der Radfahrer ohne Schuld- bzw. Teilschuldnachweis und nur 86,7% bzw. 84,9% der Radfahrer mit Schuld- bzw. Teilschuldnachweis mindestens 3 Informationen zu bewältigen hatten (Abb. 9). Ebenso konnten für alle schuldhaft beteiligten Radfahrer häufiger mehr als 6 Informationen ermittelt werden. Die vom Kollisionspartner zu verarbeitende Informationsfülle wurde im Rahmen vorliegender Studie nicht ermittelt, da diese retrospektiv für Pkw/Lkw-Fahrer kaum nachweisbar ist.

Tabelle 21. Informationsfülle für den Radfahrer

Informationsfülle für den Radfahrer	Altersgruppe Radfahrer			Gesamt	
	Bis 15 Jahre %	16–65 Jahre %	Über 65 Jahre %	n	%
Keine	2,2	—	—	2	0,9
1	30,8	25,6	22,7	60	27,1
2	45,0	37,2	40,9	91	41,2
3	12,1	23,2	20,5	40	18,1
4	4,4	9,3	6,8	15	6,8
5	3,3	2,3	4,5	7	3,2
6	1,1	1,2	2,3	3	1,4
7	—	—	—	—	—
8	1,1	—	2,3	2	0,9
Mehr als 8	—	1,2	—	1	0,4
Gesamt (n)	91	86	44	221	
(%)	100,0	100,0	100,0		100,0

4.4 Regionale Schwerpunkte von Fahrradunfällen – Auswertung polizeilicher Unfallanzeigen

Von den im Rahmen der „Erhebungen am Unfallort" dokumentierten Unfällen mit Fahrrädern wurden 63 im Landkreis Hannover (26,4%), alle anderen (n = 176) im Stadtgebiet Hannover (73,6%) erfaßt.

4. 4. 1 Häufigkeit der Unfälle an gleichen Orten und unfallursächliche technische Mängel am Fahrrad

12 Radfahrer verunfallten an solchen Orten, wo sich innerhalb von 9 Jahren bereits ein Unfall ereignet hatte. 1 Radfahrer verunfallte an einer Stelle, wo sich zuvor schon 2 Fahrradunfälle ereigneten. Somit sind von 176 im Stadtgebiet Hannover dokumentierten Fahrradunfällen 162 an verschiedenen Unfallstellen verunfallt, obwohl Unfälle in der gleichen Straße häufiger vorkamen. Lediglich 78 Straßennamen konnten als Unfallorte nur einmal, dagegen 20 2mal, 5 3mal, 3 4mal, 3 5mal und 2 mehr als 5mal registriert werden.

Es gilt im Rahmen vorliegender Studie zu untersuchen, ob die im Rahmen der Unfallerhebungen über eine 9jährige Zeitspanne erhobenen Unfälle u.a. signifikante Unfallschwerpunkte für Radfahrer ausweisen und/oder ob von uns erfaßte Unfallorte zu derartigen zählen.

Deshalb wurde eine Auswertung der mittels Verkehrsunfallanzeigen polizeilich im Jahr 1982 im Stadtgebiet Hannover insgesamt erfaßten Radfahrerunfälle unter folgenden Gesichtspunkten vorgenommen:

— Sind von uns erfaßte Unfallorte gleichzeitig polizeilich erfaßte Unfallschwerpunkte für Radfahrer?
— Wie hoch ist der Anteil von polizeilich festgestellten unfallursächlichen technischen Mängeln an Fahrrädern?

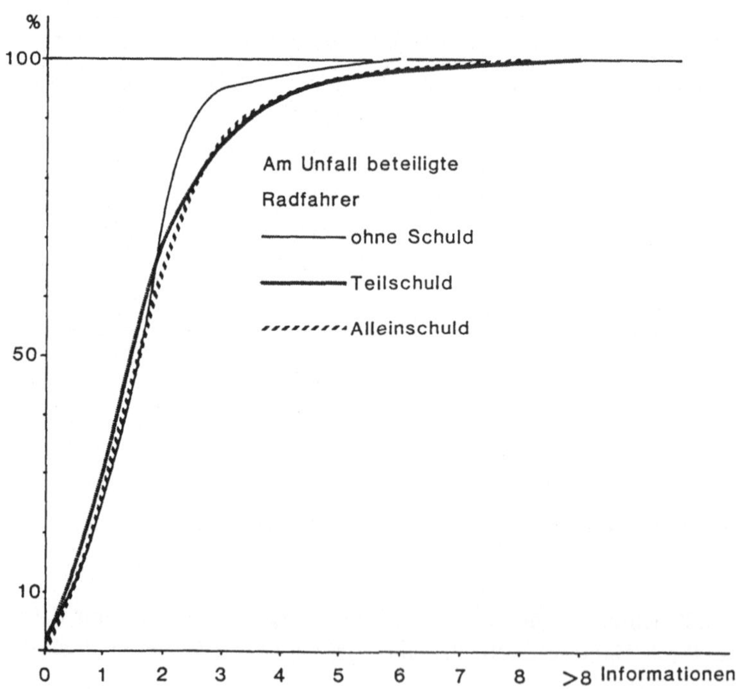

Abb. 9. Anzahl der zu verarbeitenden Informationen und Unfallschuld

In Hannover, einschließlich der Stadtteile Laatzen und Langenhagen (Straßennetz 1 454 km, Einwohner 634 000), ereigneten sich im Jahre 1982 19 659 Verkehrsunfälle, davon 4 013 mit Personenschaden (20,4%). 4,37% dieser Unfälle wurden durch Radfahrer verursacht, so die polizeiliche Feststellung [12]. 1 513 Verkehrsunfälle mit Beteiligung von Radfahrern wurden im Jahr 1982 im Stadtgebiet Hannover registriert. Als häufigste Ursachen der Unfälle mit Radfahrern wurden angegeben:

- Benutzung des linken Radweges   24,0%
- Nichtbeachten der Vorfahrt   17,0%
- Falsches Abbiegen   15,8%
- Falsche Straßenbenutzung   9,0%
- Falsches Verhalten gegenüber Fußgängern   12,9%
- Fahren unter Alkoholeinwirkung   9,4%
- Technische Mängel an Fahrrädern   1,0%
- Sonstige Mängel   10,9%

Dabei zeigt sich im Vergleich zu den im Rahmen der Unfallerhebungen in Tabelle 19 ermittelten Ursachen ein höherer Anteil von Radfahrern, die den falschen Radweg benutzten.

Die bei 8 Fahrradunfällen polizeilich festgestellten 9 technischen Mängel an Fahrrädern waren 4 Beleuchtungs-, 1 Bereifungs-, 1 Bremsen- und 3 andere Mängel. Wegen der geringen Anzahl von technischen Mängeln sollen diese Einzelfälle im folgenden kurz beschrieben werden:

1. Ein 26jähriger Fahrradfahrer fährt mit einer 4jährigen Sozia auf dem Gepäckträger sitzend. Die Sozia kommt mit dem Bein in die Speichen und verletzt sich. In der Verkehrsunfallanzeige angegebene Art der festgestellten technischen Mängel: andere.

2. Kollision eines die falsche Fahrbahnseite benutzenden Fahrrades mit einem ausfahrenden Pkw. In der Verkehrsunfallanzeige angegebene Art des festgestellten technischen Mangels: ohne Beleuchtungsanlage gefahren.

3. Ein 24jähriger Fahrradfahrer stürzt, nachdem aus einem Vorderrad plötzlich Luft entweicht. In der Verkehrsunfallanzeige angegebene Art des technischen Mangels: Bereifung.

4. Ein die falsche Fahrbahn benutzender und links abbiegender jugendlicher Radfahrer kollidiert mit einem aus dieser Richtung abbiegenden Pkw. In der Verkehrsunfallanzeige angegebene Art des technischen Mangels: Beleuchtung nicht funktionstüchtig und keine Bremswirkung der Felgenbremse infolge Regen.

5. Ein Fahrrad gerät ins Schlingern, worauf die Fahrerin stürzt. In der Verkehrsunfallanzeige angegebener technischer Mangel: andere (Tretlager und Sattel defekt, Kettenschutz und Rückstrahler fehlten).

6. Ein unter Alkoholeinwirkung fahrender Radfahrer kollidiert beim Linksabbiegen mit einem entgegenkommenden Pkw. In der Verkehrsunfallanzeige angegebene Art des technischen Mangels: Beleuchtung nicht angeschaltet.

7. Ein jugendlicher Radfahrer stürzte, nachdem sich das Vorderrad aus der Gabel löste. In der Verkehrsunfallanzeige angegebene Art des technischen Mangels: andere.

8. Eine Radfahrerin überquerte eine Straße und kollidierte auf gegenüberliegendem Radfahrweg mit einem die falsche Straßenseite benutzenden Fahrrad. In der Verkehrsunfallanzeige angebene Art des technischen Mangels: keine Beleuchtungseinrichtungen.

Von diesen polizeilich festgestellten technischen Mängeln als Unfallursache können nach kritischer Prüfung des Sachverhalts — obwohl nur wenige Informationen über den Einzelfall den polizeilichen Unterlagen entnommen werden konnten — lediglich 4 als unfallursächlich gewertet werden.

4. 4. 2 Korrelation der polizeilich mit den im Rahmen „örtlicher Unfallerhebungen" dokumentierten Unfälle

Die im Rahmen „örtlicher Unfallerhebungen" dokumentierten Fahrradunfälle gliedern sich nach dem Verletzungsschweregrad der Fahrradfahrer wie folgt auf:

Unfallerhebung:	1973—1982 erfaßt	in 1982 erfaßt
Leicht verletzt	25%	30%
Schwer verletzt	61%	60%
Getötet	14%	10%

Gegenüber den im Aufnahmegebiet (Stadtbereich Hannover) insgesamt registrierten Unfällen erfaßte das Forschungsteam mehr Schwerverletzte bzw. Getötete. Die polizeiliche Erhebung für 1982 weist für die Gesamtzahl der verletzten Radfahrer (n = 1 067) aus:

Polizei 1982

Leicht verletzt	79%
Schwer verletzt	20%
Getötet	1%

Im Landkreis Hannover wurden vom Team überwiegend schwer verletzte bzw. getötete Radfahrer erfaßt:

Leicht verletzt	7%
Schwer verletzt	64%
Getötet	29%

Im Rahmen der Unfallerhebungen wurden 1982 20 Unfälle mit Radfahrern dokumentiert. Diese ereigneten sich alle an verschiedenen Unfallorten. An 8 Unfallstellen hatten sich bereits in den Jahren 1973—1981 Unfälle mit Radfahrern ereignet. Auch die Polizei erfaßte diese 20 Unfallorte im Rahmen ihrer Erhebung 1982. Zusätzlich wurden an 3 dieser Orte ein Unfall registriert und an 4 Unfallorten mehr als 1 Unfall erfaßt. Diejenigen Unfallstellen, die mehr als einmal zusätzlich polizeilich erfaßt wurden, sollen einer eingehenden Analyse unterzogen werden. Dabei handelt es sich im einzelnen um:
— Berliner Allee/Schiffgraben $\qquad$ n = 7
— Bernadotte Allee/Walderseestraße $\qquad$ n = 2
— Walsroder Straße/Ehlersweg $\qquad$ n = 2
— Weidetorkreisel $\qquad$ n = 3
Insgesamt wurden von der Polizei im Jahr 1982 n = 66 Unfälle an Orten erfaßt, an denen die Unfallforschung 1973—1982 ebenfalls Unfälle registriert hatten, 18 davon mehr als einmal

an einem gleichen Ort. An folgenden Unfallorten ereigneten sich in einem Jahr mehr als 3 Unfälle mit Radfahrern:

1. Berliner Allee/Schiffgraben
2. Berliner Allee/Kestnerstraße
3. Weidetorkreisel

Somit können im Rahmen der „örtlichen Unfallerhebungen" erkannte Unfallschwerpunkte nach Korrelation der polizeilichen Unfallerhebung als regionale Unfallschwerpunkte für Radfahrer angesehen werden.

Die vorliegenden Einzelsituationen stellen sich zusammengefaßt wie folgt dar:

Beispiel 1:

Die 2 im Rahmen der Erhebungen am Unfallort an dieser Kreuzung dokumentierten Radfahrunfälle (Nr. 1 und 2) und auch die 7 im Jahr 1982 polizeilich hier erfaßten Unfälle ereigneten sich alle beim Befahren von Radwegen (Abb. 10), die als markierte Radwege über den Kreuzungsbereich geführt sind. Dabei lassen sich 2 Konfliktsituationen zwischen dem fließenden Kraftfahrzeugverkehr und den Kreuzungsbereich überquerenden Radfahrern erkennen, einerseits zwischen einem eine Straßenfurt überquerenden Radfahrer und einem abbiegenden Pkw (3, 4, 7) und andererseits zwischen einem die Kreuzung überquerenden Radfahrer und dem fließenden, hier durch eine LZA geregelten Verkehr (1, 2, 5, 6).

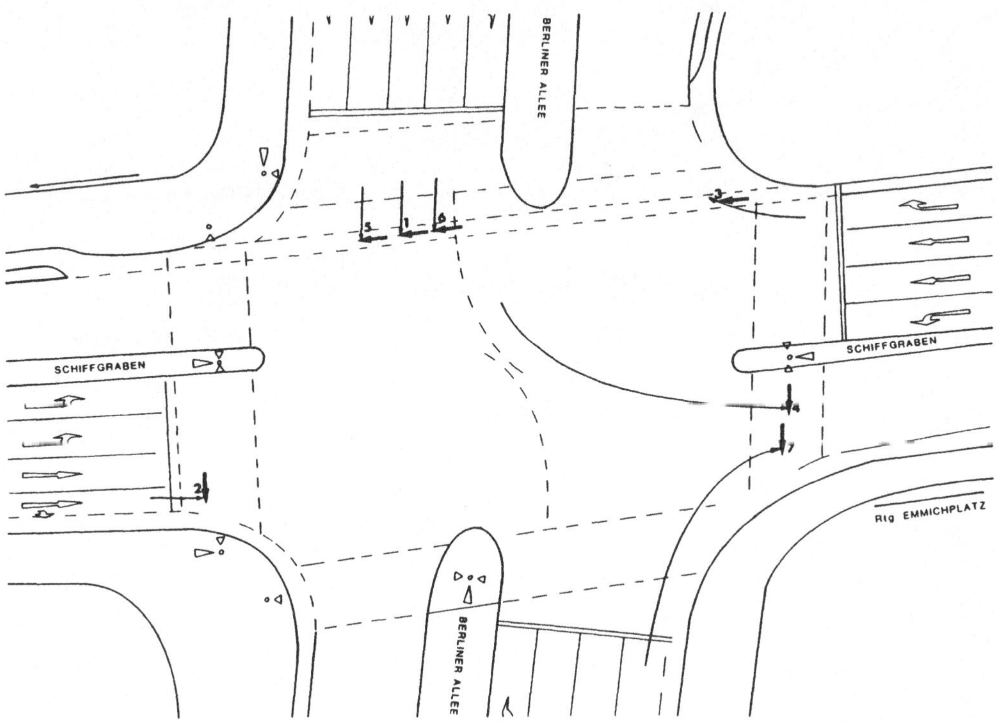

Abb. 10. Unfalldiagramm Berliner Allee/Schiffgraben

Bei vorliegenden Einzelfällen konnte dabei u.a. in Nr. 1 (Ufo 3779) ermittelt werden, daß die Grünphase für den Radfahrer zu kurz ausgelegt und somit ein Überqueren beider Straßenabschnitte für einen normal fahrenden Radfahrer nicht möglich war. So konnte dieser sich u.U. in dem Moment auf der Mitte der Fahrbahn befinden, wenn der Fahrzeugverkehr grün signalisiert bekam (1, 5, 6). Die Tatsache war uns Anlaß genug, im Rahmen der Verkehrssicherheitskommission der Stadt Hannover darauf hinzuweisen. Ab Sommer 1983 ist diese Phasenschaltung der Ampelanlage entsprechend geändert worden. In allen diesen Fällen kann ein eindeutig fehlerhaftes Verhalten beim Radfahrer nicht nachgewiesen werden. Wie die Unfallsituationen zeigen, spielen hier neben fehlerhaftem Verhalten der Fahrzeugführer beim Abbiegen auch Verkehrslenkungsaspekte eine unfallbeeinflussende bzw. -verursachende Rolle.

Beispiel 2:
Auffallend ist an diesem Unfallort (Abb. 11), daß 4 von insgesamt 6 dokumentierten Unfällen durch Radfahrer, die den falschen Radweg benutzten, verursacht wurden (3, 4, 5, 6). Bei der mehrspurigen, durch einen begrünten Mittelstreifen getrennten Trassenführung muß der Radfahrer sich an einer anderen, ca. 400 m vorher befindlichen Kreuzung entscheiden, welche Straßenseite er zum Befahren vorliegender Kreuzung benutzen will. Polizeilich wurde in allen Fällen der Pkw als schuldhafter Unfallbeteiligter geführt, dem Radfahrer jedoch zusätzlich ein Fehlverhalten mittels Nr. 10 des amtlichen Ursachenver-

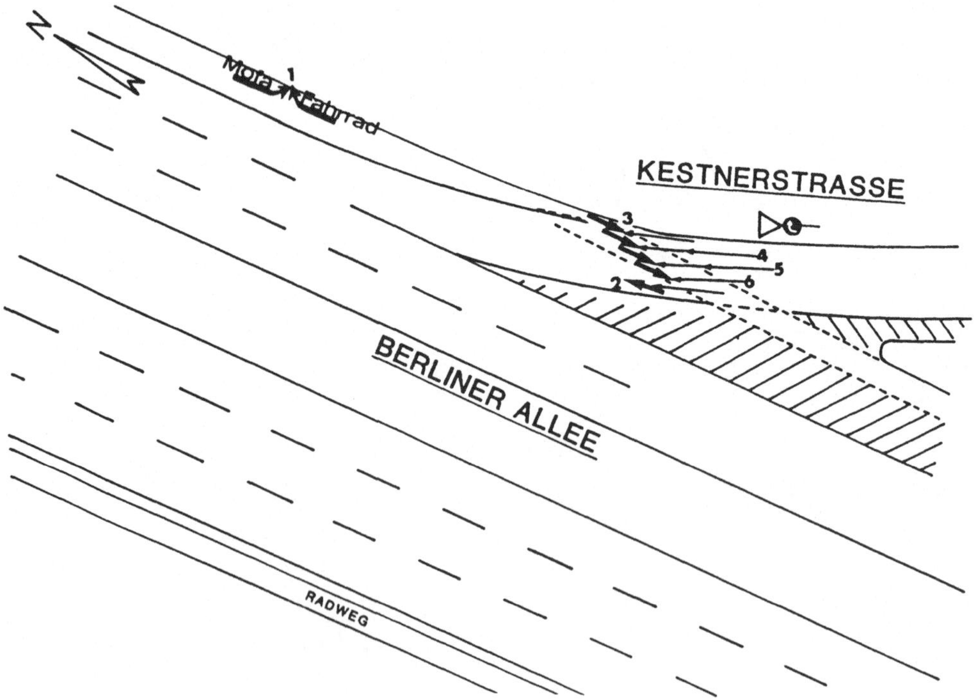

Abb. 11. Unfalldiagramm Berliner Allee/Kestnerstraße

zeichnisses zugeteilt. In 2 Fällen entstand durch den Unfall ein Nachfolgeunfall durch Auffahren weiterer Fahrzeuge (4, 6).

Beispiel 3:
Beim Befahren von Radwegen in einem Kreisverkehr kommt es häufig zu Konfliktsituationen zwischen Radfahrern und Kraftfahrzeugen, wenn der Radweg in der Nähe von Kreiseleinmündungen über die Straße geführt wird. Wegen der z.T. hohen Aufmerksamkeitsschwelle des Kfz-Fahrzeugführers primär für den im Kreisverkehr fahrenden und vorfahrtsberechtigten Fahrzeugverkehr kann es somit zum Übersehen oder zu Fehleinschätzungen zwischen Radfahrer und Kfz-Fahrzeugführer kommen. Auch erweist sich das Überqueren mehrspuriger Fahrbahnen als gefährlich, da einerseits der Fahrzeugverkehr der radfahrernahen Seite oftmals Wartebereitschaft signalisiert, während andererseits auf der radfahrerfernen Spur herannahende Fahrzeuge die Überquerungsabsicht des Radfahrers

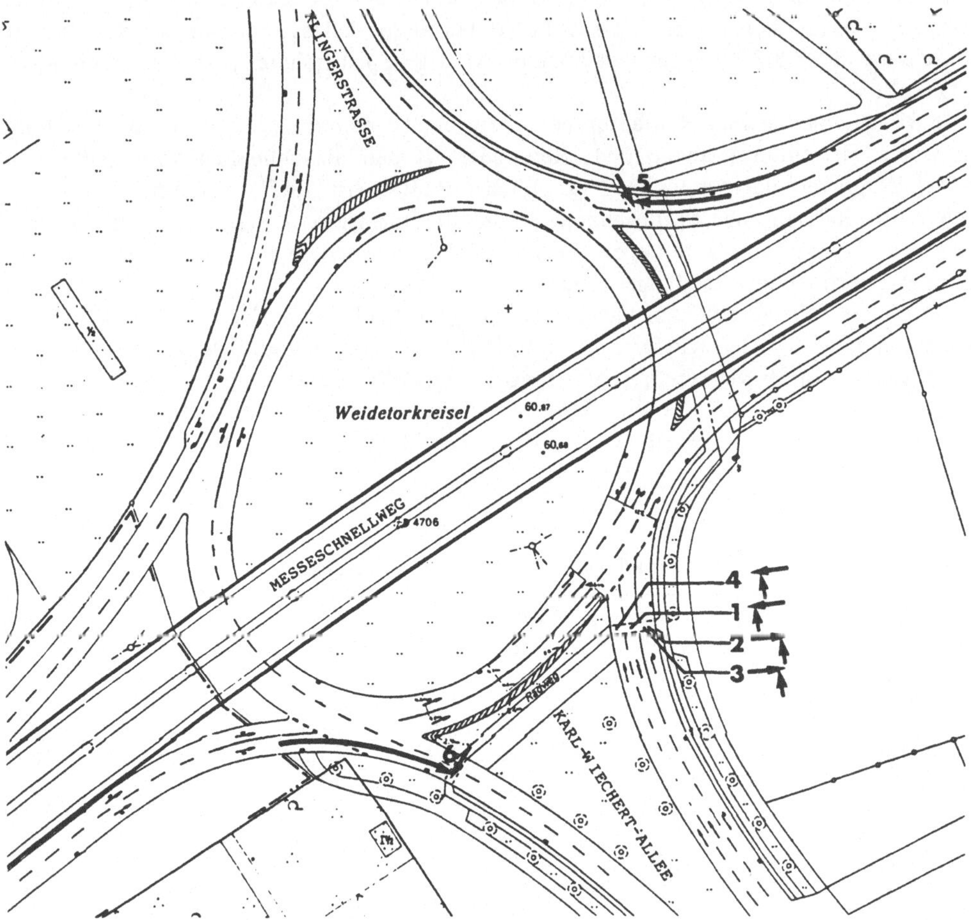

Abb. 12. Unfalldiagramm Weidetorkreisel

nicht registrieren. So ereigneten sich im Jahr 1982 an diesem Ort (Abb. 12) 5 polizeilich registrierte Unfälle mit Radfahrern, alle beim Überqueren einer Radfahrerfurt, 3 davon an gleicher Stelle (1, 3, 4), an der auch 2 Unfälle im Rahmen der „örtlichen Unfallerhebungen" erfaßt wurden (1, 2). Bei Betrachtung des dargestellten Unfalltypendiagramms fällt auf, daß mit Ausnahme des Unfalles 5 alle Kollisionen im letzten Drittel der Überquerungsstelle erfolgten. Wie dem einzelnen Sachverhalt zu entnehmen ist, waren sich zunächst weder Radfahrer noch Fahrzeugführer eines schuldhaften Verhaltens bewußt.

4. 5 Technische Merkmale unfallbeschädigter Fahrräder

Überwiegend benutzten die Radfahrer ihre eigenen Fahrräder, lediglich in 3,5% waren sie geliehen.

Eine Übersicht der im Rahmen vorliegender Analyse dokumentierten verunfallten Fahrradtypen zeigt Tabelle 22. 2/3 aller Fahrradtypen bilden konventionelle Damen- und Herrenräder (67,8%), wobei 48,4% der Kinder bis 15 Jahre derartige Räder fuhren. Lediglich 26,4% der kindlichen Fahrradfahrer benutzten ein spezielles Kinderfahrrad. Bei Kindern wurde auch mit 6,6% ein gegenüber anderen Altersgruppen höherer Anteil an Rennrädern festgestellt.

18,0% der männlichen Radfahrer benutzten ein Damenrad, 2,8% der weiblichen Radfahrer ein Herrenrad (Tabelle 23). Rennräder wurden ausschließlich von männlichen (6,0%), Klappräder dagegen mehr von weiblichen Radfahrern (19,7%) benutzt.

Alle im Rahmen der vorliegenden Studie dokumentierten Fahrräder wurden einer optischen Sichtprüfung unterzogen. Dabei wurden neben dem technischen Zustand des Rades ggf. auch technische Mängel festgestellt.

11,3% der Fahrräder wiesen technische Mängel auf, 11,7% der Herrenräder, 13,7% der Damenräder, 12,5% der Kinderräder und 10,7% der Klappräder. Bei den vorliegenden 9 Rennrädern konnte kein technischer Mangel festgestellt werden.

Insgesamt wurden an 25 Fahrrädern 39 technische Mängel festgestellt (Tabellen 24 u. 25): 41% Beleuchtungsmängel, 33,3% Mängel an Bremsen, 10,3% an Reifen und 2,6%

Tabelle 22. Im Rahmen der Unfalldokumentation erfaßte Fahrradtypen

| Fahrradtyp | Altersgruppe Radfahrer | | | | |
	Bis 15 Jahre %	16–65 Jahre %	Über 65 Jahre %	Gesamt n	%
Kinderrad	26,4	–	–	24	10,9
Damenrad	15,4	46,5	43,2	73	33,0
Herrenrad	33,0	32,5	43,2	77	34,8
Klapprad	12,0	14,0	11,4	28	12,7
Rennrad	6,6	3,5	–	9	4,1
Unbekannt	6,6	3,5	2,2	10	4,5
Gesamt (n)	91	86	44	221	
(%)	100,0	100,0	100,0		100,0

Tabelle 23. Benutzte Fahrräder nach Geschlecht

| Fahrradtyp | Geschlecht der Radfahrer | | Gesamt | |
| | Männlich | Weiblich | | |
	%	%	n	%
Kinderrad	12,0	8,5	24	10,9
Damenrad	18,0	64,8	73	33,0
Herrenrad	50,0	2,8	77	34,8
Klapprad	9,3	19,7	28	12,7
Rennrad	6,0	–	9	4,1
Unbekannt	4,7	4,2	10	4,5
Gesamt (n)	150	71	221	
(%)	100,0	100,0		100,0

Tabelle 24. Fahrräder mit technischen Mängeln

| | Altersgruppe Radfahrer | | | Gesamt | |
| | Bis 15 Jahre | 16–65 Jahre | Über 65 Jahre | | |
	%	%	%	n	%
Mit Mängeln	9,9	11,6	13,6	25	11,3
Ohne Mängel	90,1	88,4	86,4	196	88,7
Gesamt (n)	91	86	44	221	
(%)	100,0	100,0	100,0		100,0

Tabelle 25. Art der technischen Mängel an untersuchten Fahrrädern

| | Altersgruppe Radfahrer | | | Gesamt | |
| | Bis 15 Jahre | 16–65 Jahre | Über 65 Jahre | | |
	%	%	%	n	%
Bremsen	33,3	40,0	22,2	13	33,3
Beleuchtung	40,0	33,3	55,6	16	41,0
Reifen	20,0	6,7	–	4	10,3
Radaufhängung	–	6,7	–	1	2,6
Korrosion	6,7	13,3	22,2	5	12,8
Gesamt (n)	15	15	9	39	
(%)	100,0	100,0	100,0		100,0

Mängel an der Radaufhängung. 12,8% der Fahrräder wiesen erhebliche Korrosionserscheinungen (u.a. altersbedingt) auf.

Die Bewertung des Unfallsachverhaltes zeigt, daß bei 8% der Fahrräder der festgestellte Mangel unfallursächlich war. Es wurde ermittelt, daß Fahrräder mit festgestellten technischen Mängeln bei Erwachsenen (11,6%) und älteren Radfahrern (13,6%) gegenüber kindlichen Radfahrern (9,9%) häufiger zu beobachten sind. Dies dürfte insbesondere

Tabelle 26. Anstoß des Fahrrades am Kollisionsgegner

Anstoßstelle am Fahrrad	Altersgruppe Radfahrer			Gesamt	
	Bis 15 Jahre %	16–65 Jahre %	Über 65 Jahre %	n	%
Frontal	17,6	8,1	2,3	24	10,9
Heck	4,4	8,1	6,8	14	6,3
Seite vorn	19,7	18,6	25,0	45	20,4
Seite Mitte	3,3	2,3	4,5	7	3,1
Seite hinten	5,5	7,0	6,8	14	6,3
Seite vorn/Mitte	23,1	19,8	20,5	47	21,3
Seite Mitte/hinten	8,8	15,1	6,8	24	10,9
Seite breitflächig	17,6	21,0	27,3	46	20,8
Gesamt (n)	91	86	44	221	
(%)	100,0	100,0	100,0		100,0

auf das zunehmende Durchschnittsalter der Fahrräder bei höheren Altersgruppen der Halter zurückzuführen sein.

Der Anstoßstellenbereich am Fahrrad befindet sich überwiegend seitlich (Tabelle 26). 10,9% der Fahrräder wurden frontal, 82,8% seitlich und 6,3% am Heck getroffen. In 78% lag eine Überdeckung zwischen Fahrzeug und Fahrrad von über 50% vor. Kinder kollidierten mit ihrem Fahrrad häufig frontal (17,6%). Gegenüber Erwachsenen und älteren Menschen sind sie somit häufiger einer Frontalkollision ausgesetzt.

Infolge des Unfallschadens konnten an den 221 Fahrrädern insgesamt 713 Beschädigungen lokalisiert werden (Tabelle 27).

Nahezu die Hälfte aller festgestellten Beschädigungen beschränken sich auf Teile der Fahrzeugfront. Das Beschädigungsmuster wird wesentlich durch die Kollisionsstellung beider Unfallpartner geprägt.

4. 6 Kollisionstypen

4. 6. 1 Kollisionswinkel

Die Definition des Kollisionswinkles erfolgte u.a. aus Gründen der Vergleichbarkeit anlehnend an die bei der Analyse motorisierter Zweiradunfälle von uns vorgenommene Einteilung [9].

Die Bildung von Kollisionstypen hat das Ziel, die Stellung der Fahrzeuge zum Zeitpunkt der Kollision mit Winkel und Anprallstelle zu standardisieren. Der Kollisionswinkel ist dabei so definiert, daß der Winkel zwischen Fahrtrichtung des Zweirades und Fahrtrichtung des Kollisionspartners in bezug zu dessen Längsachse bestimmt wird (Abb. 13). So beträgt der Kollisionswinkel zweier Fahrzeuge im Begegnungsverkehr 180°, für ein rechtwinklig von links kommendes Zweirad 90° und für ein rechtwinklig von rechts kommendes 270°.

Tabelle 27. Beschädigte Teile an den Fahrrädern

Beschädigung am Fahrrad	Fahrradtyp Kinderrad %	Damenrad %	Herrenrad %	Klapprad %	Rennrad %	Unbekannt %	Gesamt n	%
Reifen,								
Felge vorn	11,6	13,5	11,2	13,6	18,2	—	86	12,1
Speichen vorn	—	0,4	0,4	—	3,0	—	3	0,4
Gabel vorn	17,5	13,9	12,9	13,6	15,2	—	94	13,2
Schutzblech vorn	2,9	3,0	4,8	4,2	6,1	—	27	3,8
Lenker	13,1	9,2	12,4	15,6	9,1	—	79	11,1
Rahmen vorn	5,8	3,1	5,6	3,1	9,1	—	31	4,3
Pedale	—	8,7	6,4	6,2	—	—	42	5,9
Rahmen hinten	5,8	6,1	9,3	3,1	—	2,8	45	6,3
Sattel	8,7	7,4	9,3	10,4	3,0	—	57	8,0
Gepäckträger	2,9	3,9	2,0	9,4	3,0	2,8	27	3,8
Geringfügig	5,8	2,2	0,8	—	—	—	11	1,5
Speichen hinten	—	0,4	0,4	—	3,0	—	3	0,4
Reifen,								
Felge hinten	5,8	7,4	7,7	4,2	6,1	2,8	47	6,6
Kettenschutz	1,4	0,4	—	—	3,0	—	3	0,4
Rücklicht	—	—	0,4	—	—	—	1	0,1
Scheinwerfer	—	—	0,8	1,0	—	—	3	0,4
Schutzblech hinten	—	2,2	—	3,1	3,0	—	9	1,3
Gabel hinten	4,3	4,3	6,8	7,3	3,0	—	38	5,3
Umfassende								
Beschädigung	1,4	3,0	6,0	3,1	—	2,8	27	3,8
Überrollt	1,4	2,2	0,8	2,1	3,0	—	11	1,5
Zerrissen	—	—	0,4	—	—	—	1	0,1
Unbekannt	11,6	8,7	1,6	—	12,2	88,8	68	9,7
Gesamt (n)	69	230	249	96	33	36	713	
(%)	100,0	100,0	100,0	100,0	100,0	100,0		100,0
Anzahl der Fahrräder (n)	24	73	77	28	9	10	221	

Überwiegend kollidierte das Fahrrad in Fahrtrichtung des Gegners gesehen von rechts kommend (59,2%) unter einem Kollisionswinkel von 211–330° (Tabelle 28). Es wird deutlich, daß Radfahrer selten im Längsverkehr kollidierten, Erwachsene gegenüber kindlichen und älteren Fahrradfahrern häufiger. 52,7% der Kinder kollidierten von rechts kommend unter einem rechtwinkligen Kollisionswinkel (plus/minus 30°).

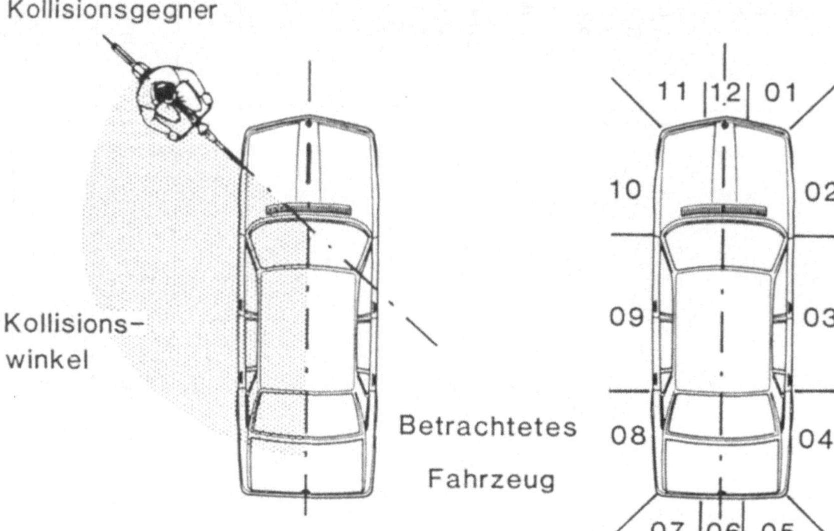

Abb. 13. Definition des Kollisionswinkels und der Anprallstellen am Pkw/Lkw

Tabelle 28. Verteilung der Unfälle nach Kollisionswinkeln

| Verteilung der Kollisionswinkel | Altersgruppe Radfahrer | | | Gesamt | |
	Bis 15 Jahre %	16–65 Jahre %	Über 65 Jahre %	n	%
0°– 30°	2,2	–	6,8	5	2,3
31°– 60°	–	5,8	4,5	7	3,2
61°– 90°	8,8	15,1	6,8	24	10,9
91°–120°	7,7	5,8	9,1	16	7,2
121°–150°	3,3	1,2	2,3	5	2,3
151°–180°	6,6	2,3	2,3	9	4,0
181°–210°	3,3	3,5	2,3	7	3,2
211°–240°	3,3	3,5	6,8	9	4,0
241°–270°	36,2	20,9	22,7	61	27,6
271°–300°	16,5	16,3	22,7	39	17,6
301°–330°	8,8	11,6	9,1	22	10,0
331°–360°	3,3	14,0	4,6	17	7,7
Gesamt (n)	91	86	44	221	
(%)	100,0	100,0	100,0		100,0

4. 6. 2 Kollisionstypenklassifizierung

Ebenfalls anlehnend an unsere Erkenntnisse bei der Analyse motorisierter Zweiräder [9] wurde die Klassifizierung der Kollisionstypen vorgenommen.

Von den bei motorisierten Zweirädern festgestellten 8 Kollisionstypen sind auf Fahrradunfälle lediglich 6 transformierbar, da isolierte Objektkollisionen bzw. Alleinunfälle von Fahrrädern im Untersuchungsgut nicht enthalten sind (Typen 7 und 8).

51,6% der Fahrräder kollidierten unter Kollisionstyp 1 nahezu rechtwinklig mit der Fahrzeugfront des Pkw/Lkw (Abb. 14), 14,9% unter einem schrägen Winkel mit der Fahrzeugfront (Typ 2), 17,2% wurden durch Auffahren eines Pkw/Lkw erfaßt (Typ 6), 10,9% kollidierten unter einem schrägen Winkel mit der Fahrzeugseite (Typ 4) und 3,6% fuhren nahezu rechtwinklig gegen die Seite eines Fahrzeuges (Typ 3). Lediglich 1,8% der Fahrräder verunfallten beim Auffahren gegen das Heck eines Pkw (Typ 5).

	Charakteristische Kollisionstypen							
Typ	1	2	3	4	5	6	7	8
Anprallstelle am Kollisionspartner (Uhrzeigersystem)	11 12 01		08 09 10	02 03 04	05 06 07	11 12 01	Zweirad 01 - 12	
Kollisionswinkel (Grad)	90 270 ±20	180 ± 69	90 270 ± 20	180 0 ± 69	0 ± 69	0 ± 89	0 - 360	

Verteilung der Kollisionstypen	Altersgruppen Radfahrer			Gesamt	
	Bis 15 Jahre %	16–65 Jahre %	Über 65 Jahre %	n	%
Kollisionstyp 1	56,0	46,5	52,3	114	51,6
Kollisionstyp 2	17,6	11,6	15,9	33	14,9
Kollisionstyp 3	6,6	2,3	–	8	3,6
Kollisionstyp 4	7,7	16,3	6,8	24	10,9
Kollisionstyp 5	1,1	3,5	–	4	1,8
Kollisionstyp 6	11,0	19,8	25,0	38	17,2
Gesamt (n)	91	86	44	221	
(%)	100,0	100,0	100,0		100,0

Abb. 14. Verteilung der Unfälle nach Kollisionstypen

38

Kinder prallten mit 73,6% häufiger gegen die Pkw/Lkw-Front (Kollisiontypen 1 und 2) als Erwachsene (58,1%) oder ältere Personen (68,2%). Bei älteren Radfahrern fällt dagegen der mit 6,8% geringe Anteil des Fahrzeugseitenanpralls auf. Auch werden ältere Personen häufiger von hinten angefahren (Kollisiontyp 6, + 25,0%), Kinder dagegen am wenigsten (11,0%).

4. 6. 3 Unfallgegner

Es zeigt sich, daß bei den mit einer Fahrzeugseite kollidierenden Radfahrern (Kollisionstypen 3 und 4) häufig Lastkraftwagen als Kollisionsgegner auftraten.

So waren 30,3% der in den Kollisiontypen 3 und 4 beteiligten Fahrzeuge Lkw (Tabelle 29), während deren Anteil bei den anderen Kollisionstypen unter 10% liegt.

4. 6. 4 Radwegbenutzung

Über die Hälfte der mit einer Fahrzeugseite kollidierenden Radfahrer benutzten den Radweg (Tabelle 30), während lediglich etwa 1/4 der Auffahrenden und von hinten angefahrenen Radfahrer zuvor den Radweg benutzten. Dabei fällt auf, daß Erwachsene im Alter von 16–65 Jahren bei Benutzung eines Radweges unter den Kollisionstypen 5 oder 6 seltener verunfallten.

4. 6. 5 Kollisionsgeschwindigkeiten

Auch die Kollisionsgeschwindigkeiten der Unfallgegner des Fahrrades waren bei den verschiedenen Kollisionskonstellationen unterschiedlich (Abb. 15).

So waren lediglich 45% der Pkw/Lkw unter Kollisionstypen 5 und 6 zum Zeitpunkt der Kollision langsamer als 50 km/h, dagegen 65% unter Kollisionstypen 3 und 4 und sogar 82% unter Kollisiontypen 1 und 2. Dies muß bei Bewertung der resultierenden Verletzungsfolgen Berücksichtigung finden.

Tabelle 29. Fahrzeugart des Kollisionsgegners in den verschiedenen Kollisionstypen

| Kollisionstypen | Fahrzeugart | | Gesamt | |
	Lkw %	Lkw %	n	%
1 und 2	91,8	8,2	147	100,0
3 und 4	69,7	30,3	33	100,0
5 und 6	90,3	9,7	41	100,0
Gesamt (n)	195	26	221	
(%)	88,2	11,8		100,0

Tabelle 30. Benutzung des Radwegs und Kollisionskonstellation nach Kollisionstypen

Altersgruppen Radfahrer		Radwegbenutzer bei Kollisionstypen 1		2		3		4		5		6		Gesamt	
Gesamt Bis 15 Jahre	n %	51	(100%) 37,3	16	(100%) 37,5	6	(100%) 66,7	7	(100%) 85,7	1	(100%) 100,0	10	(100%) 30,0	91	(100%) 42,9
Gesamt 16–65 Jahre	n %	40	(100%) 50,0	10	(100%) 40,0	2	(100%) 50,0	14	(100%) 35,7	3	(100%) –	17	(100%) 5,9	86	(100%) 36,0
Gesamt Über 65 Jahre	n %	23	(100%) 43,5	7	(100%) 28,6	–	– –	3	(100%) 66,7	–	(– –) –	11	(100%) 36,4	44	(100%) 40,9
Gesamt Alle Alters- gruppen	n %	114	(100%) 43,0	33	(100%) 36,4	8	(100%) 62,5	4	(100%) 54,2	4	(100%) 25,0	38	(100%) 21,1	221	(100%) 39,8

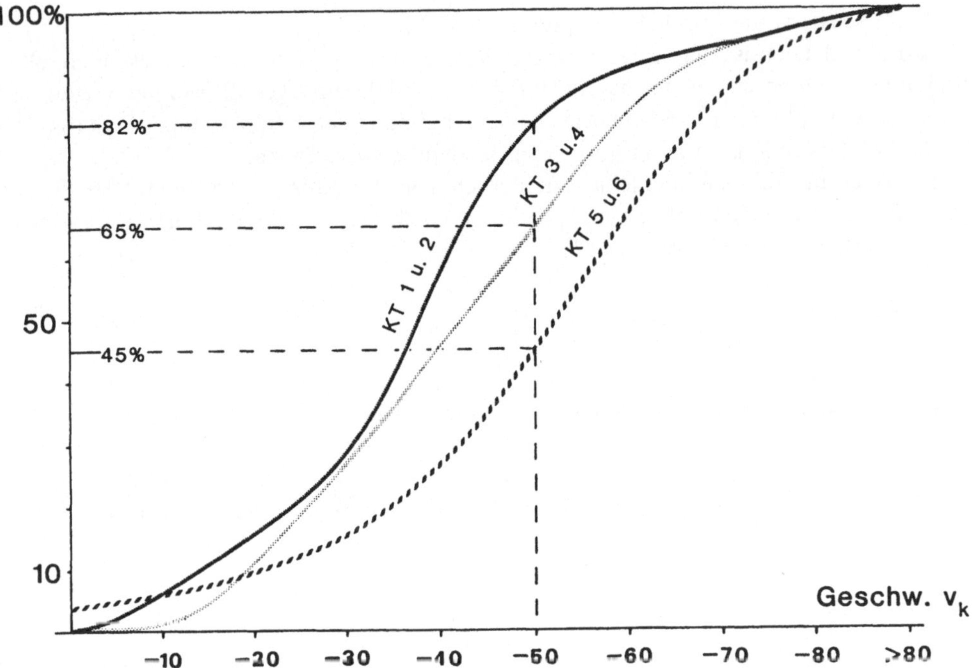

Abb. 15. Kollisionsgeschwindigkeit des Kollisionsgegners bei verschiedenen Kollisionstypen (*KT*)

4. 7 Verletzungsmuster und -schwere

Wie bereits beschrieben erfolgte neben der Erfassung jeder einzelnen Verletzung nach Art und Lokalisation auch eine Bewertung der Verletzungsschwere nach AIS, sowie zusätzlich der Gesamtverletzungsschwere nach OAIS [15].

Obwohl die Verwendung des OAIS international nicht mehr empfohlen wird, sondern auf den im Jahr 1980 vorgeschlagenen MAIS (Maximal AIS) verwiesen wird, erscheint uns dagegen der Gesamtverletzungsschweregrad OAIS (Overall AIS) den traumatologischen Zustand des Patienten bei retrospektiven Auswertungen und hinsichtlich der Vergleichbarkeit zu früheren Studien am reellsten wiederzugeben.

So wird der MAIS im Rahmen vorliegender Studie nicht verwendet. Tabelle 31 zeigt die Unterschiede auf, wobei 90,3% Koinzidenz der beiden Verletzungsbewertungen besteht.

Von allen im Rahmen vorliegender Studie erfaßten Radfahrern wurden (Abb. 16)
— 51,1% leicht (OAIS 1 und 2),
— 23,1% schwer (OAIS 3),
— 25,3% schwerst bzw. tödlich verletzt (OAIS 4—6).

Auffallend hoch ist der Anteil schwerst Verletzter bzw. Getöteter. Insbesondere ältere Radfahrer konnten mit 34,1% häufig als Schwerstverletzte festgestellt werden, wohingegen erwachsene Radfahrer mit 57% OAIS 1 und 2 häufig leicht verletzt wurden. OAIS-3-Verletzte sind nahezu in allen Altersgruppen gleich häufig vorzufinden.

Dieselben im Rahmen „örtlicher Unfallerhebungen" erfaßten Personen erlitten nach der aus den entsprechenden polizeilichen Verkehrsunfallanzeigen zu entnehmenden amtlichen Verletzungsschweregradbewertung [2]:
— 20,4% leicht,
— 71,9% schwer,
— 7,2% tödlich verletzt,
— 1 Person galt amtlich als unverletzt.

Da die polizeiliche Bewertung der Verletzungsschwere (leicht, schwer) lediglich auf der Art des Klinikaufenthaltes (ambulant, stationär) basiert, wird deutlich, daß die in vorliegender Studie erfaßten Radfahrer amtlich überwiegend als schwer bzw. tödlich verletzt registriert wurden (79,1%), während sie nach objektiven Kriterien (OAIS) überwiegend

Tabelle 31. Vergleich zwischen OAIS und MAIS

Gesamtverletzungs-schweregrad OAIS	Maximaler Einzel-AIS (%) gleich OAIS	gleich OAIS-1 Schweregrad
1	100,0	—
2	98,7	1,3
3	92,2	7,8
4	66,7	33,3
5	80,0	20,0
6	58,8	41,2
Gesamt	90,3	9,7

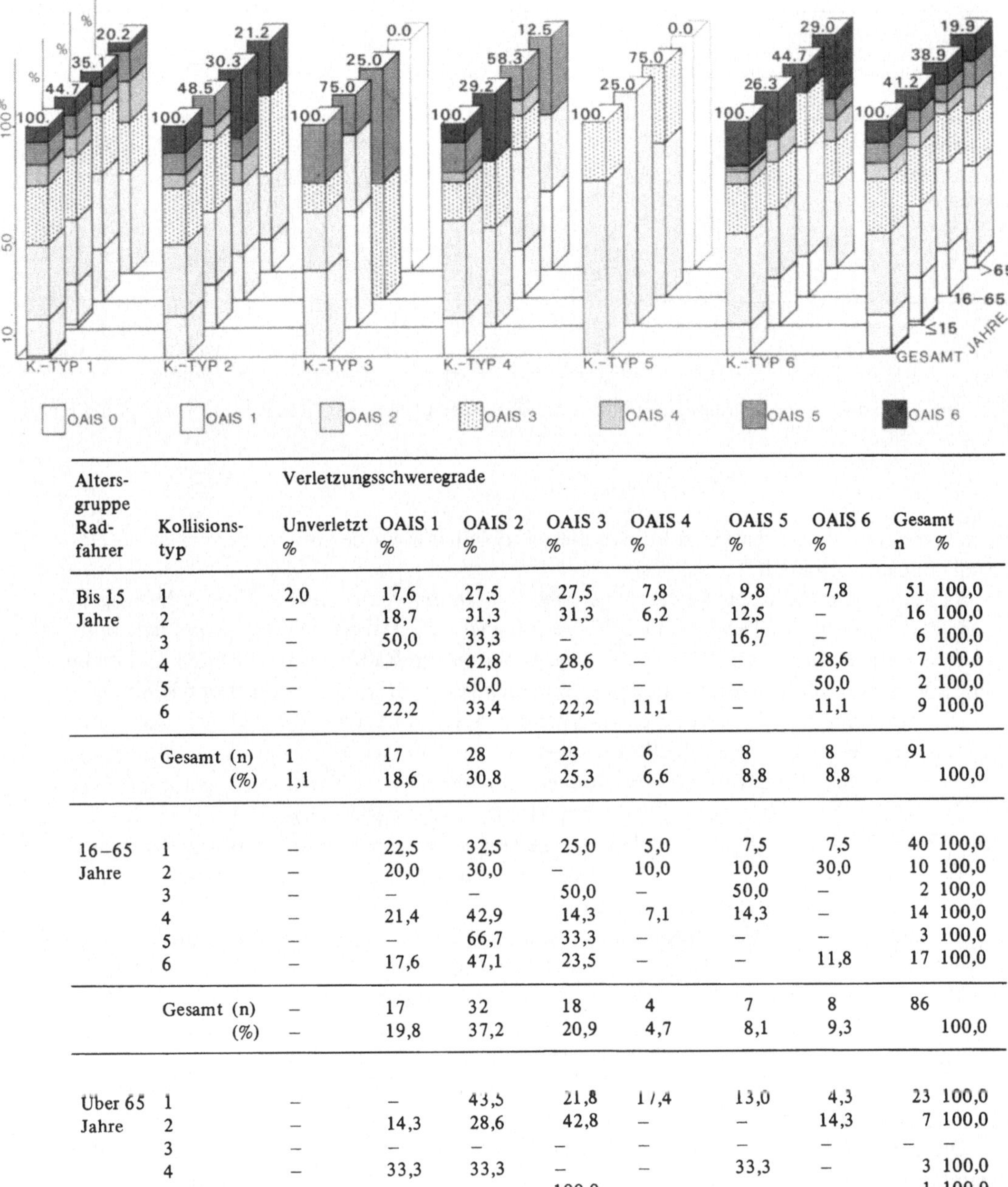

Alters-gruppe Rad-fahrer	Kollisions-typ	Verletzungsschweregrade								
		Unverletzt %	OAIS 1 %	OAIS 2 %	OAIS 3 %	OAIS 4 %	OAIS 5 %	OAIS 6 %	Gesamt n	%
Bis 15	1	2,0	17,6	27.5	27,5	7,8	9,8	7,8	51	100,0
Jahre	2	–	18,7	31,3	31,3	6,2	12,5	–	16	100,0
	3	–	50,0	33,3	–	–	16,7	–	6	100,0
	4	–	–	42,8	28,6	–	–	28,6	7	100,0
	5	–	–	50,0	–	–	–	50,0	2	100,0
	6	–	22,2	33,4	22,2	11,1	–	11,1	9	100,0
	Gesamt (n)	1	17	28	23	6	8	8	91	
	(%)	1,1	18,6	30,8	25,3	6,6	8,8	8,8		100,0
16–65	1	–	22,5	32,5	25,0	5,0	7,5	7,5	40	100,0
Jahre	2	–	20,0	30,0	–	10,0	10,0	30,0	10	100,0
	3	–	–	–	50,0	–	50,0	–	2	100,0
	4	–	21,4	42,9	14,3	7,1	14,3	–	14	100,0
	5	–	–	66,7	33,3	–	–	–	3	100,0
	6	–	17,6	47,1	23,5	–	–	11,8	17	100,0
	Gesamt (n)	–	17	32	18	4	7	8	86	
	(%)	–	19,8	37,2	20,9	4,7	8,1	9,3		100,0
Über 65	1	–	–	43,5	21,8	17,4	13,0	4,3	23	100,0
Jahre	2	–	14,3	28,6	42,8	–	–	14,3	7	100,0
	3	–	–	–	–	–	–	–	–	–
	4	–	33,3	33,3	–	–	33,3	–	3	100,0
	5	–	–	–	100,0	–	–	–	1	100,0
	6	–	–	40,0	10,0	10,0	10,0	30,0	10	100,0
	Gesamt (n)	–	2	17	10	5	5	5	44	
	(%)	–	4,5	38,6	22,7	11,4	11,4	11,4		100,0

| Altersgruppe Radfahrer | Kollisionstyp | Verletzungsschweregrade | | | | | | | |
		Unverletzt %	OAIS 1 %	OAIS 2 %	OAIS 3 %	OAIS 4 %	OAIS 5 %	OAIS 6 %	Gesamt n %
Alle	1	0,9	15,8	32,5	25,4	8,8	9,6	7,0	114 100,0
Altersgruppen	2	–	18,2	30,3	24,2	6,1	9,1	12,1	33 100,0
	3	–	37,5	25,0	12,5	–	25,0	–	8 100,0
	4	–	16,7	41,6	16,7	4,2	12,5	8,3	24 100,0
	5	–	–	50,0	33,3	–	–	16,7	6 100,0
	6	–	13,8	41,7	19,4	5,6	2,8	16,7	36 100,0
	Gesamt (n)	1	36	77	51	15	20	21	221
	(%)	0,5	16,3	34,8	23,1	6,8	9,0	9,5	100,0

Abb. 16. Gesamtverletzungsschweregrade und Kollisionstypen für Radfahrer unterschiedlicher Altersgruppen

Leichtverletzte darstellen (51,6%). Auf diese Problematik wurde von uns bereits an anderer Stelle hingewiesen [10].

54,5% von 55 tödlichen Verletzungen der Radfahrer waren schwere Kopfverletzungen, 20% Verletzungen des Thorax und 5,5% Verletzungen der Halswirbelsäule. Konkurrierende Todesursachen traten zu 9,1% auf. 7,3% der verstorbenen Radfahrer erlitten den Tod nicht durch Verletzungsfolgen, dies waren ausschließlich Personen im Alter von über 65 Jahren.

Die aus dem Unfall resultierenden Verletzungsschweregrade (OAIS) der Radfahrer werden für die verschiedenen Kollisionstypen in der Abb. 16 aufgezeigt. Ältere Radfahrer werden gegenüber Kindern und Erwachsenen häufiger schwerstverletzt oder getötet (OAIS 4–6: 34,2%). Die meisten Leichtverletzten (OAIS 1–2) werden dagegen bei Erwachsenen mit 57% vorgefunden. Kinder stellen die meisten verletzten Radfahrer in den Kollisionstypen 1–3 und 6 dar. So bilden sie nahezu die Hälfte aller unter den Kollisionstypen 1, 2 und 6 sowie 3/4 der unter Kollisionstyp 3 Verunfallten.

In jedem Kollisionstyp wurden nahezu ein Viertel aller verunfallten Radfahrer schwerst verletzt (OAIS 4–6), ältere Personen in der Regel häufiger. Die meisten leicht Verletzten (OAIS 1–2) konnten im Kollisionstyp 3 (62,5%) festgestellt werden, die wenigsten in Typ 1 und 2 (48,3% und 48,5%). Auffallend ist, daß ältere Personen nicht unter den Kollisionstypen 3 und 5 vorgefunden wurden. Die meisten OAIS-6-Verletzten konnten in den Kollisiontypen 1 und 2 verzeichnet werden, der somit als verletzungsgefährdetster Kollisionstyp gelten kann.

Die am häufigsten verletzte Körperregion ist der Kopf, der bei 86,0% der Radfahrer verletzt wurde. Bei den nachuntersuchten 221 Radfahrern konnten insgesamt 1 522 Verletzungen festgestellt und dokumentiert werden.

Kopfverletzungen bilden auch mit 34,8% den höchsten Anteil aller Verletzungen (Abb. 17). 31,9% der Verletzungen sind an den unteren bei 74,2% aller Personen und 20,4% an den oberen Extremitäten bei 58,4% aller Personen lokalisiert.

32,1% aller Radfahrer erlitten Thoraxverletzungen, die jedoch lediglich 6,2% aller Verletzungen darstellen. Verletzungen der Halswirbelsäule traten bei 5% der Radfahrer auf. Eine Verletzung der HWS trat unter den Kollisionstypen 1, 2, 4 und 6 auf.

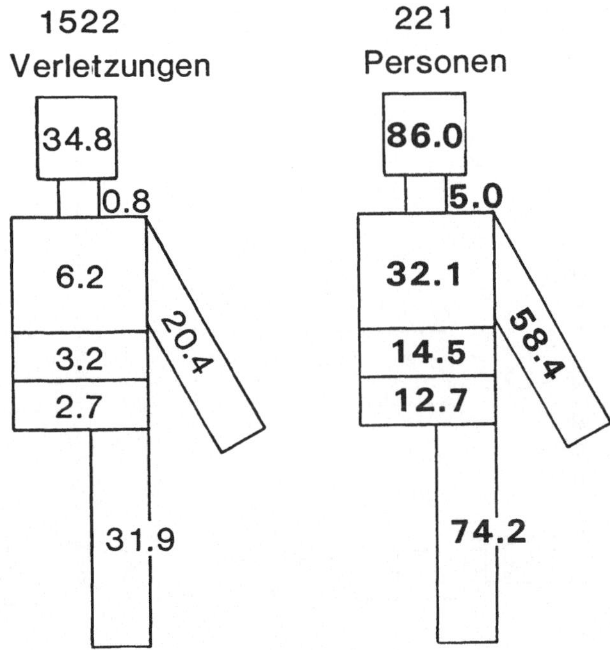

Abb. 17. Verletzungshäufigkeit einzelner Körperregionen verunfallter Radfahrer (%)

Frakturen der HWS konnten ausschließlich in den Typen 1 und 6 im Rahmen eines Aufschöpfvorgangs des Radfahrers beobachtet werden. HWS-Verletzungen stellen dabei lediglich 0,8% aller Verletzungen dar. Der Kopf und die unteren Extremitäten stellen in allen Kollisionstypen die überwiegend verletzten Körperregionen dar. Eine häufige Traumatisierung des Kopfes ist besonders in den Kollisionstypen 1, 2 und 4 zu beobachten. 89,5% der Radfahrer des Kollisionstyps 1, 87,9% des Typs 2 und sogar 95,8% des Kollisionstyps 4 erlitten Verletzungen des Kopfes (Abb. 18). Verletzungen der unteren Extremitäten wurden besonders häufig bei den Kollisionstypen 2, 4 und 6 vorgefunden. Verletzungen der oberen Extremitäten waren besonders häufig bei Kollisionstyp 6 zu verzeichnen, dagegen am wenigsten bei Typ 3. Als besonders gefährlich erwies sich für den Radfahrer der Kollisionstyp 4 — die schräge Kollision eines Rades mit der Fahrzeugseite. Hier konnten die meisten Kopf- und Halsverletzungen und viele Verletzungen an Thorax, oberen und unteren Extremitäten festgestellt werden. Verletzungen des Körperstammes — Thorax, Abdomen und Becken — sind in den Typen 3 und 4, der Kollision eines Radfahrers mit der Fahrzeugseite, mit 26,6% und 37,0% auffallend häufig vertreten.

Den überwiegenden Anteil aller Verletzungen bilden Weichteilschäden. Nach einzelnen Kollisionstypen unterschieden (Abb. 19), zeigt sich bei den unteren Extremitäten ein Frakturanteil von 14,3–28,2%. Besonders häuften sich die Frakturen der unteren Extremitäten bei Kollision des Radfahrers unter dem Kollisionstyp 2. Da für die selten beobachteten Kollisionstypen 3 und 5 wenig Verletzungen vorlagen, können hier keine zuverlässigen Aussagen getroffen werden.

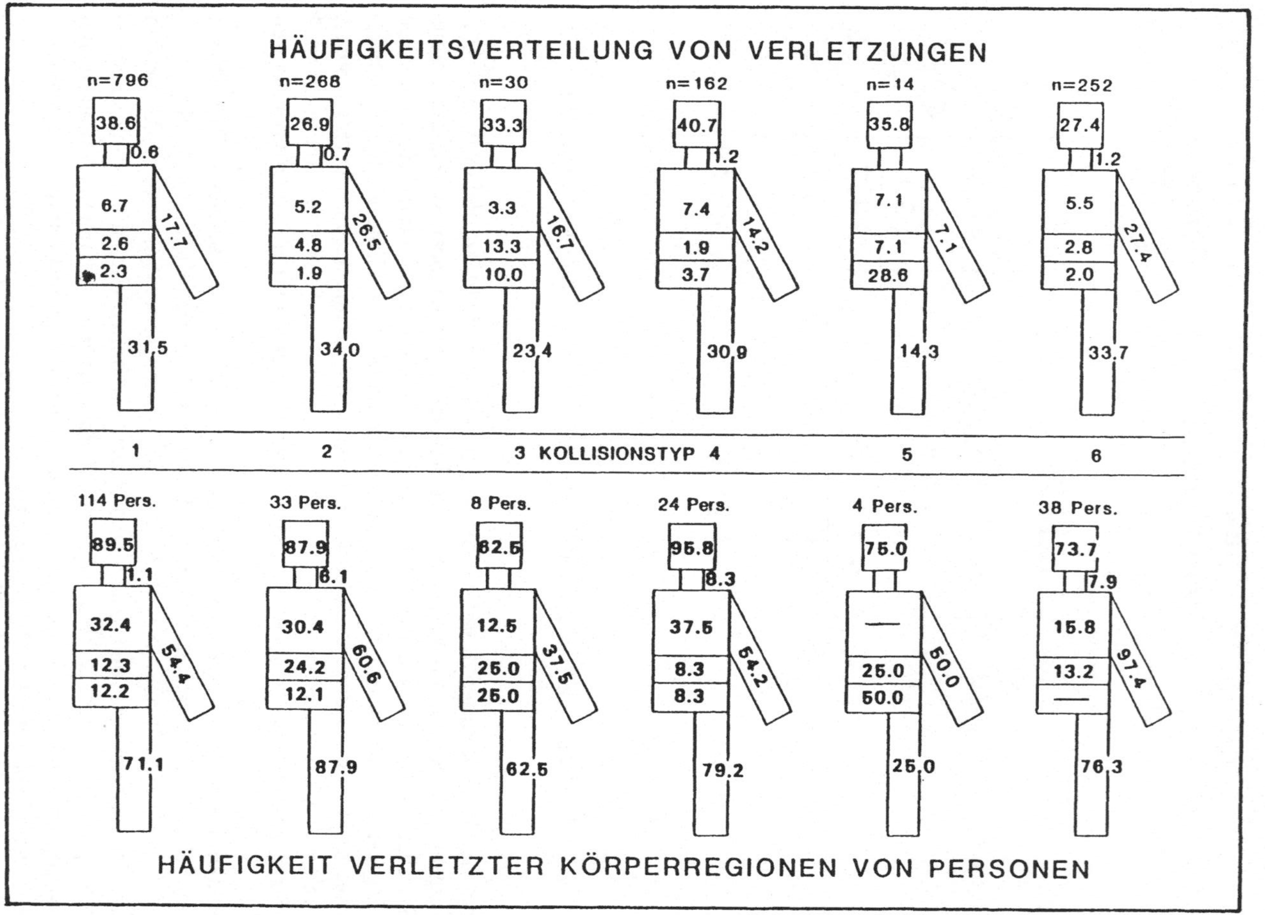

Abb. 18. Verletzungshäufigkeiten verschiedener Körperregionen verunfallter Radfahrer in 6 Kollisionstypen

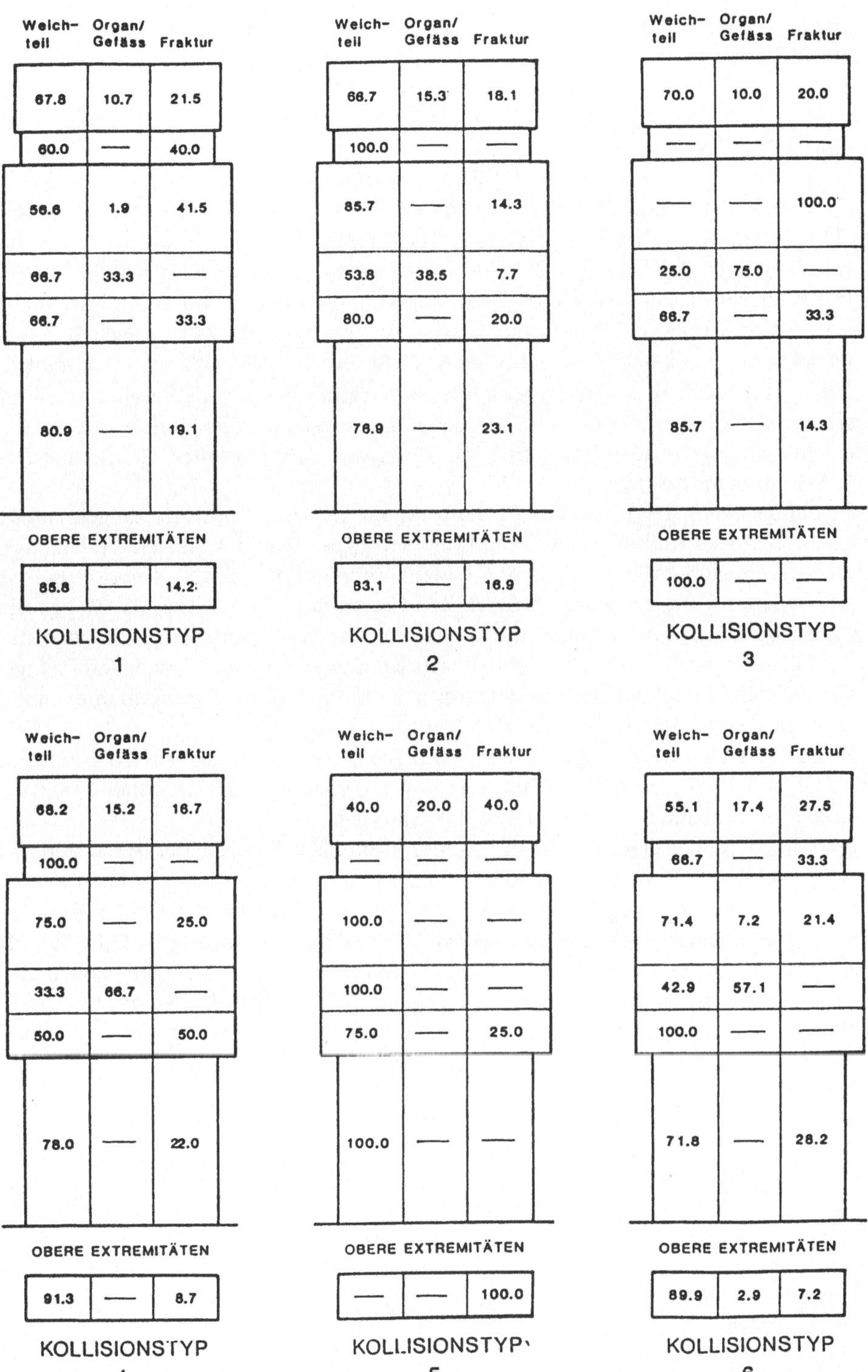

Abb. 19. Verletzungsarten je Körperregion verunfallter Radfahrer in 6 Kollisionstypen

Bei Verletzungen des Körperstammes und des Kopfes treten neben Weichteilverletzungen zusätzlich Organ- und Gefäßverletzungen auf. Besonders häufig sind diese im Bereich des Abdomens insbesondere bei den Kollisionstypen 3, 4 und 6. Dabei stellen sie lediglich bei den unter Kollisionstypen 1 und 2 verletzten Personen weniger als die Hälfte der Verletzungen (33,3 bzw. 3,5%).

Organ- und Gefäßverletzungen im Thoraxbereich traten ausschließlich bei den Kollisionstypen 1 und 6 und hier nur selten mit 1,9% bzw. 8,3% auf. Frakturen im Bereich des Thorax zeigen sich besonders häufig bei Kollisionstyp 1.

Am Kopf konnten zu etwa 2/3 Weichteilverletzungen festgestellt werden. Eine Ausnahme stellt lediglich Kollisionstyp 6 dar, bei dem vermehrt Frakturen und Schädel-Hirn-Traumen beobachtet wurden. Deutlich weniger Frakturen im Kopfbereich konnten bei den Kollisionstypen 2 und 4, der schrägen Kollision eines Rades, dokumentiert werden.

Für die im Rahmen der Studie gebildeten Altersgruppen kann die Verletzungshäufigkeit verschiedener Körperregionen und der dabei zu verzeichnenden Verletzungenarten, wie Weichteil-, Organ-/Gefäßverletzungen und Frakturen den folgenden Abbildungen (Abb. 20–25) entnommen werden.

Radfahrer der Altergruppe über 65 Jahre weisen häufiger Kopfverletzungen auf. 95,7% der Radfahrer des Kollisionstyps 1 und alle der Typen 2 und 4 erlitten Verletzungen an dieser Körperregion (Abb. 20–25). Bei Unfallkonfigurationen des Kollisionstyps 1 weisen Kinder seltener Verletzungen im Bereich des Thorax auf. Hier erlitten 25,5% der Kinder, dagegen 40,0% der Erwachsenen und 34,7% der älteren Personen eine Traumatisierung. Bei Unfällen des Kollisionstyps 1 fanden sich bei älteren Personen keine Verletzungen im Abdomen und deutlich weniger Verletzungen der unteren (60,9% der Radfahrer) und auch der oberen Extremitäten (47,8% der Radfahrer).

Kinder zeigten eine geringere Frakturhäufigkeit des Kopfes in den Kollisionstypen 1 und 3 und eine höhere Frakturgefährdung in den Typen 4 und 5. Deutlich weniger Frakturen erlitten die Kinder an den unteren Extremitäten.

Die bei Kollisionen eines Radfahrers mit der Front eines Fahrzeugs erlittene Verletzungsschwere OAIS nimmt mit zunehmender Kollisionsgeschwindigkeit des Unfallpartners zu.

So ergibt das für jeden OAIS-Grad ermittelte arithmetische Mittel aller Kollisionsgeschwindigkeiten einen Anstieg mit zunehmendem Verletzungsschweregrad (Abb. 26). Dabei zeigen Kinder und Erwachsene ähnliche Tendenzen, während bei älteren Personen häufiger schon niedrige Geschwindigkeiten zu schwersten bzw. tödlichen Verletzungen (OAIS 5/6) führten.

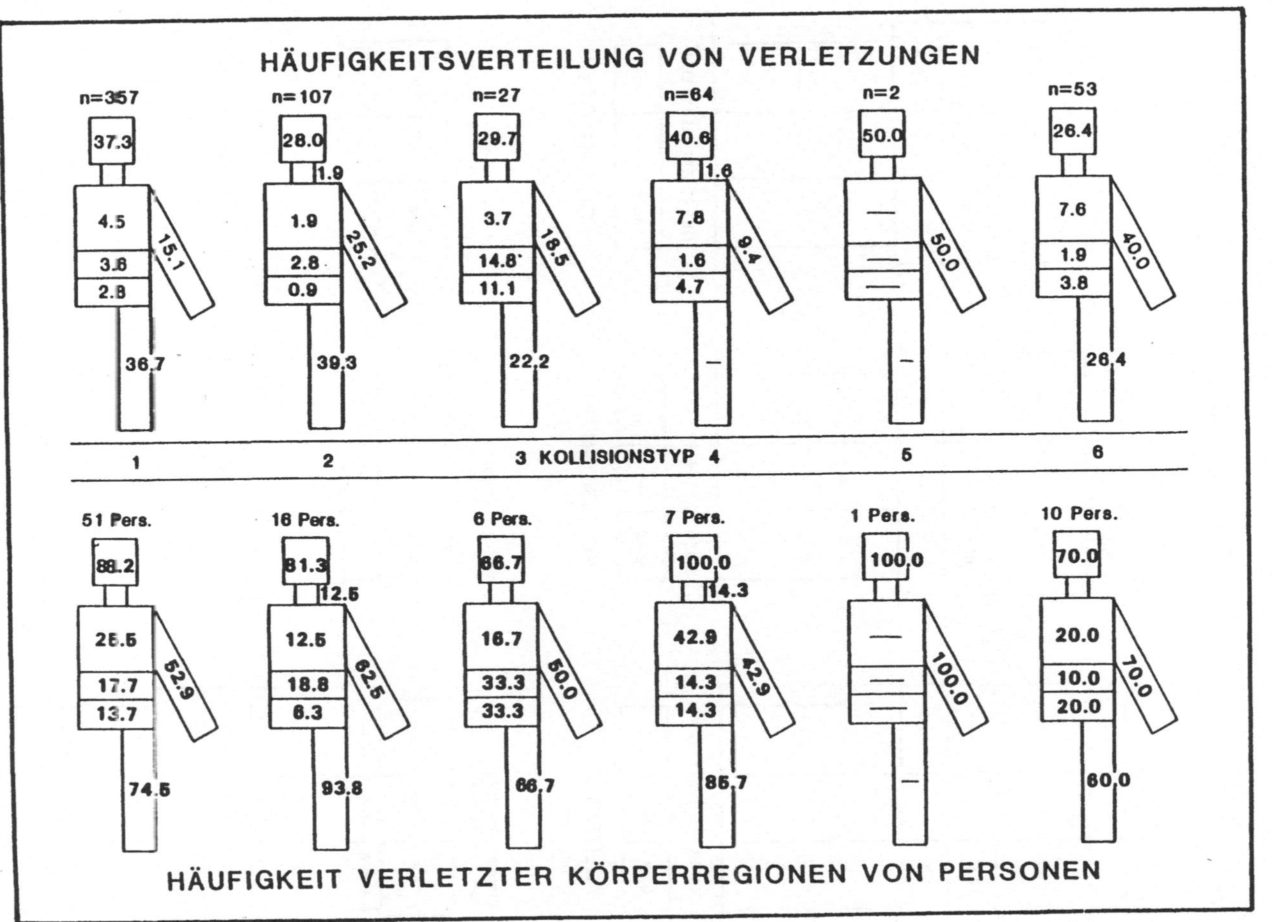

Abb. 20. Verletzungshäufigkeit verschiedener Körperregionen verunfallter Radfahrer im Alter bis zu 15 Jahren in 6 Kollisionstypen

48

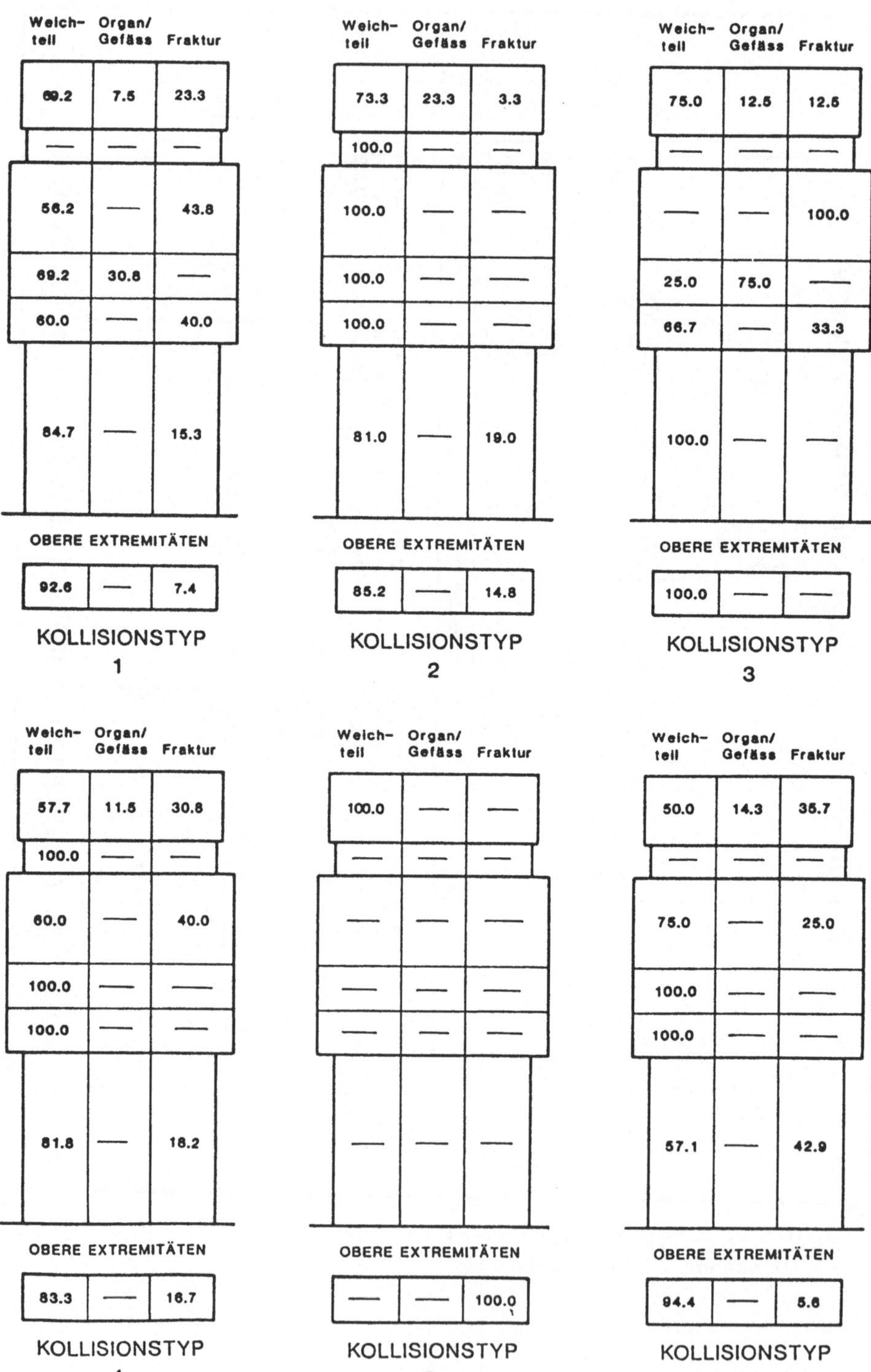

Abb. 21. Verletzungsarten je Körperregion verunfallter Radfahrer im Alter bis zu 15 Jahren in 6 Kollisionstypen (Kollisionstyp 5 lediglich n = 1 Person)

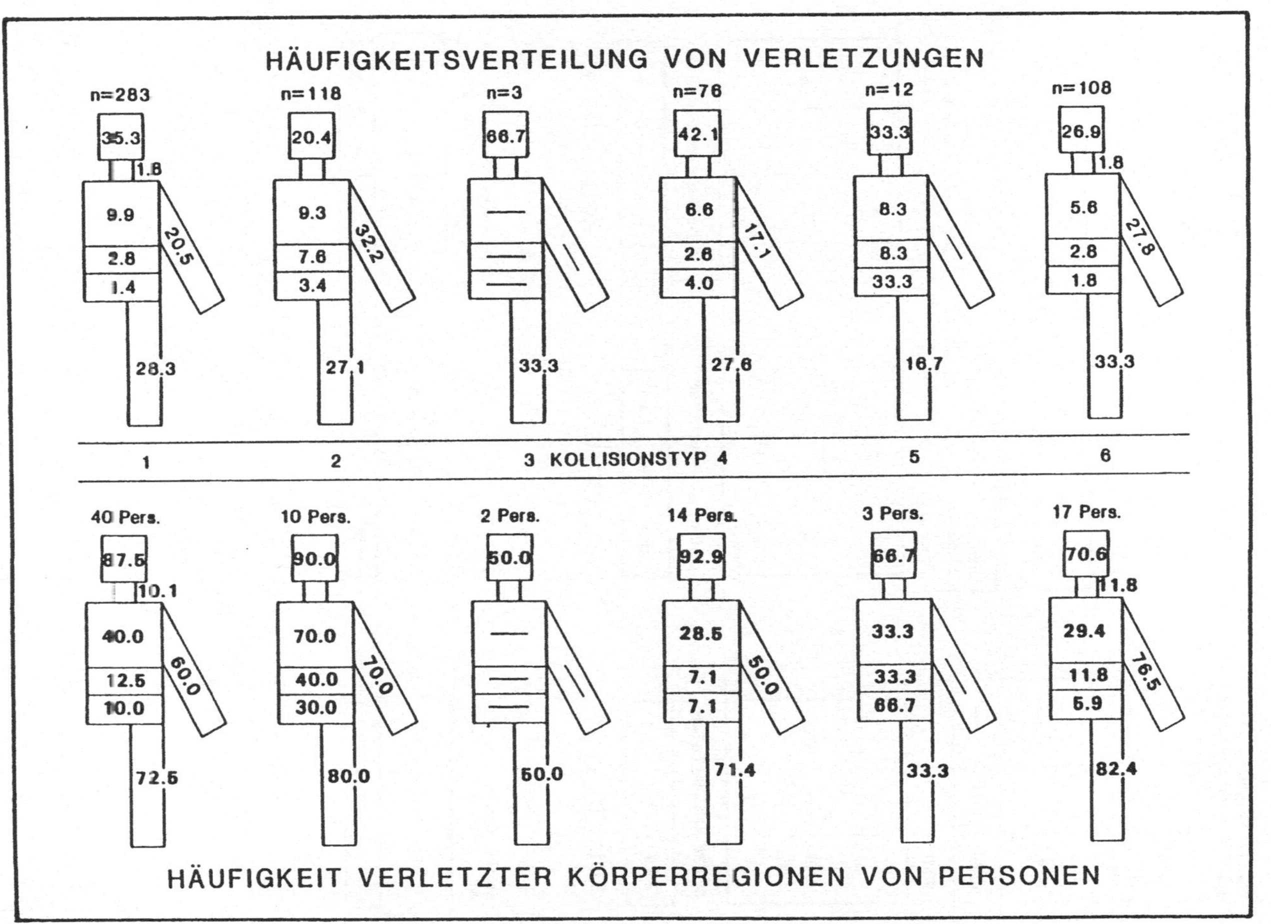

Abb. 22. Verletzungshäufigkeit verschiedener Körperregionen verunfallter Radfahrer im Alter von 16–65 Jahren in 6 Kollisionstypen

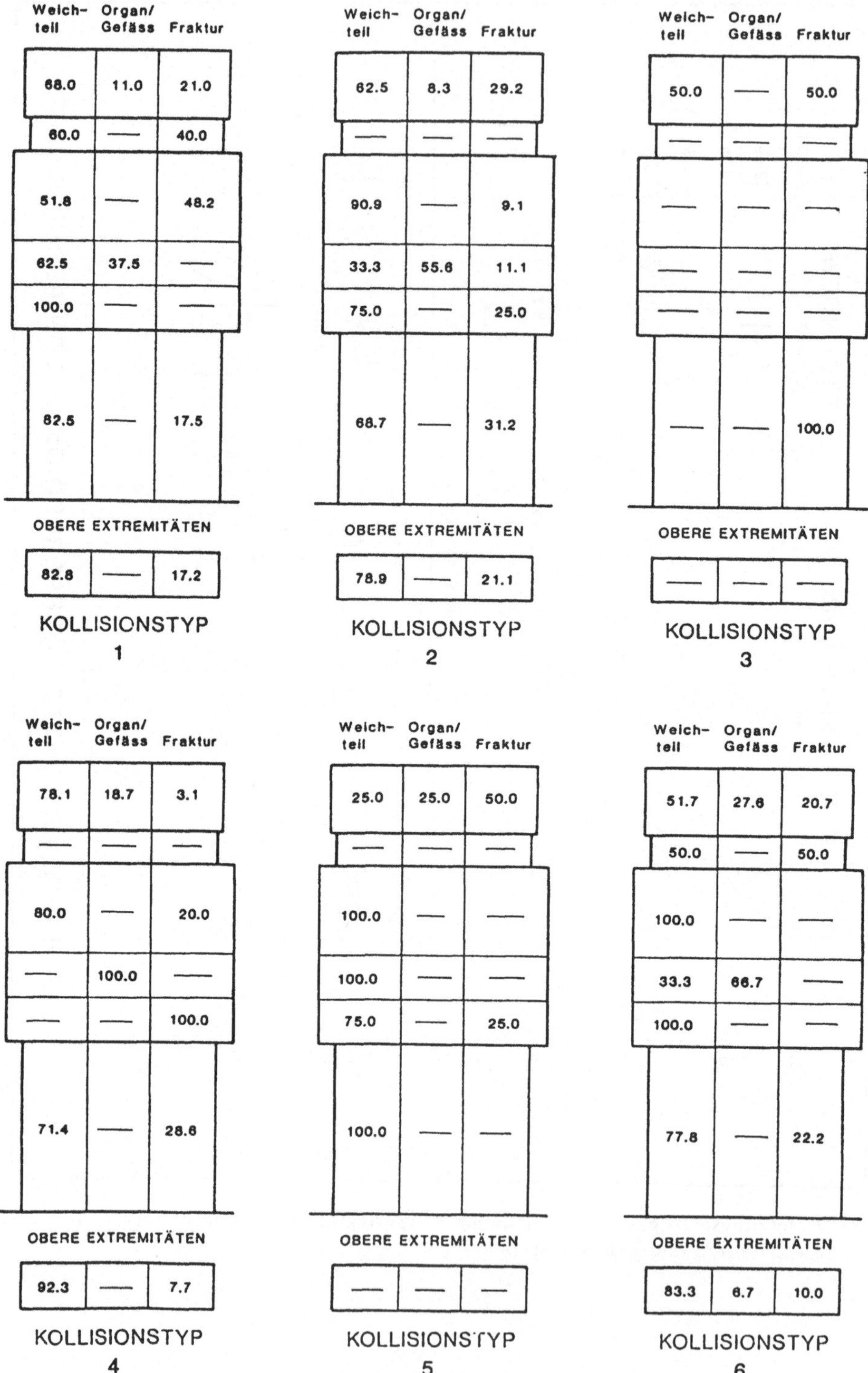

Abb. 23. Verletzungsarten je Körperregion verunfallter Radfahrer im Alter von 16–65 Jahren in 6 Kollisionstypen

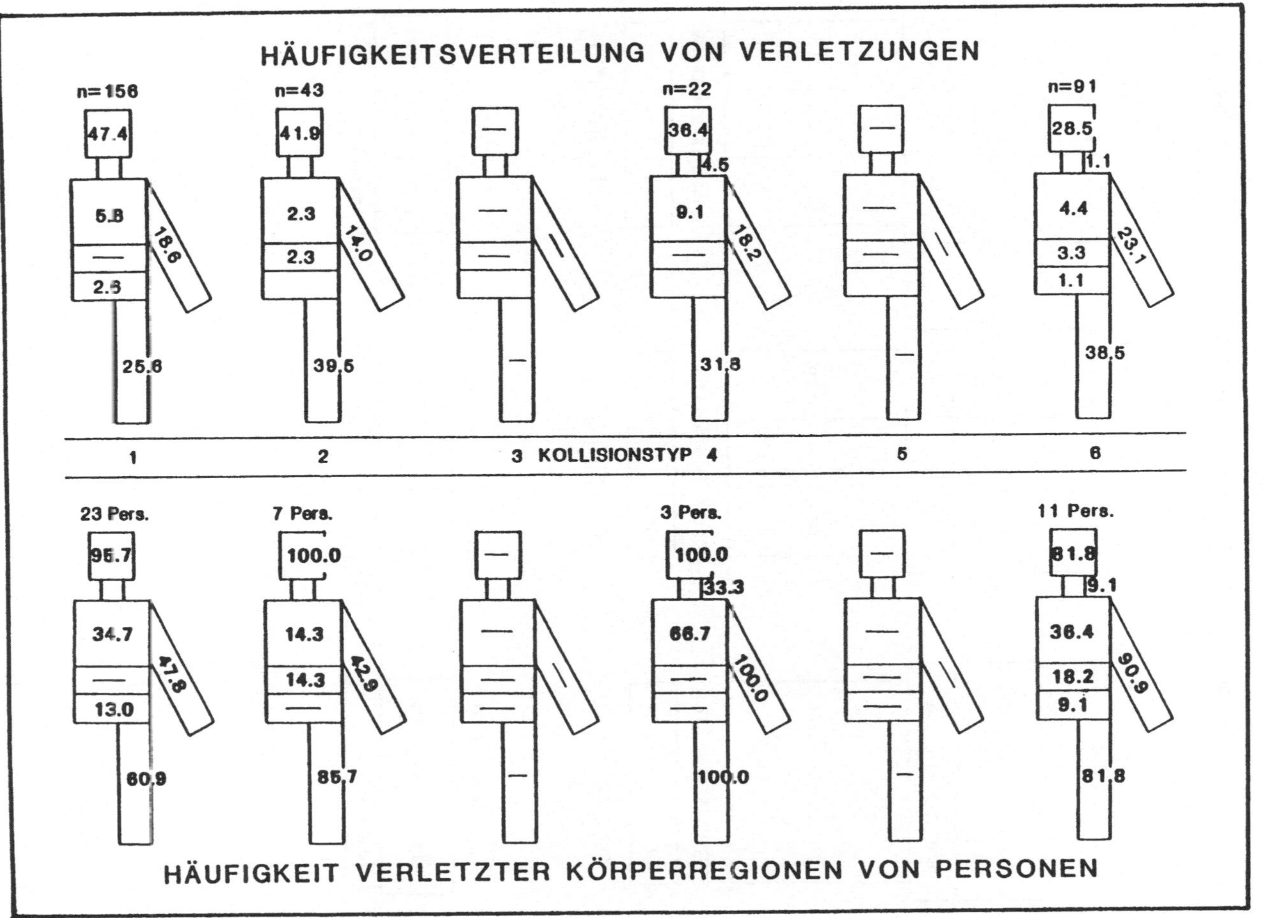

Abb. 24. Verletzungshäufigkeit verschiedener Körperregionen verunfallter Radfahrer im Alter über 65 Jahre in 6 Kollisionstypen

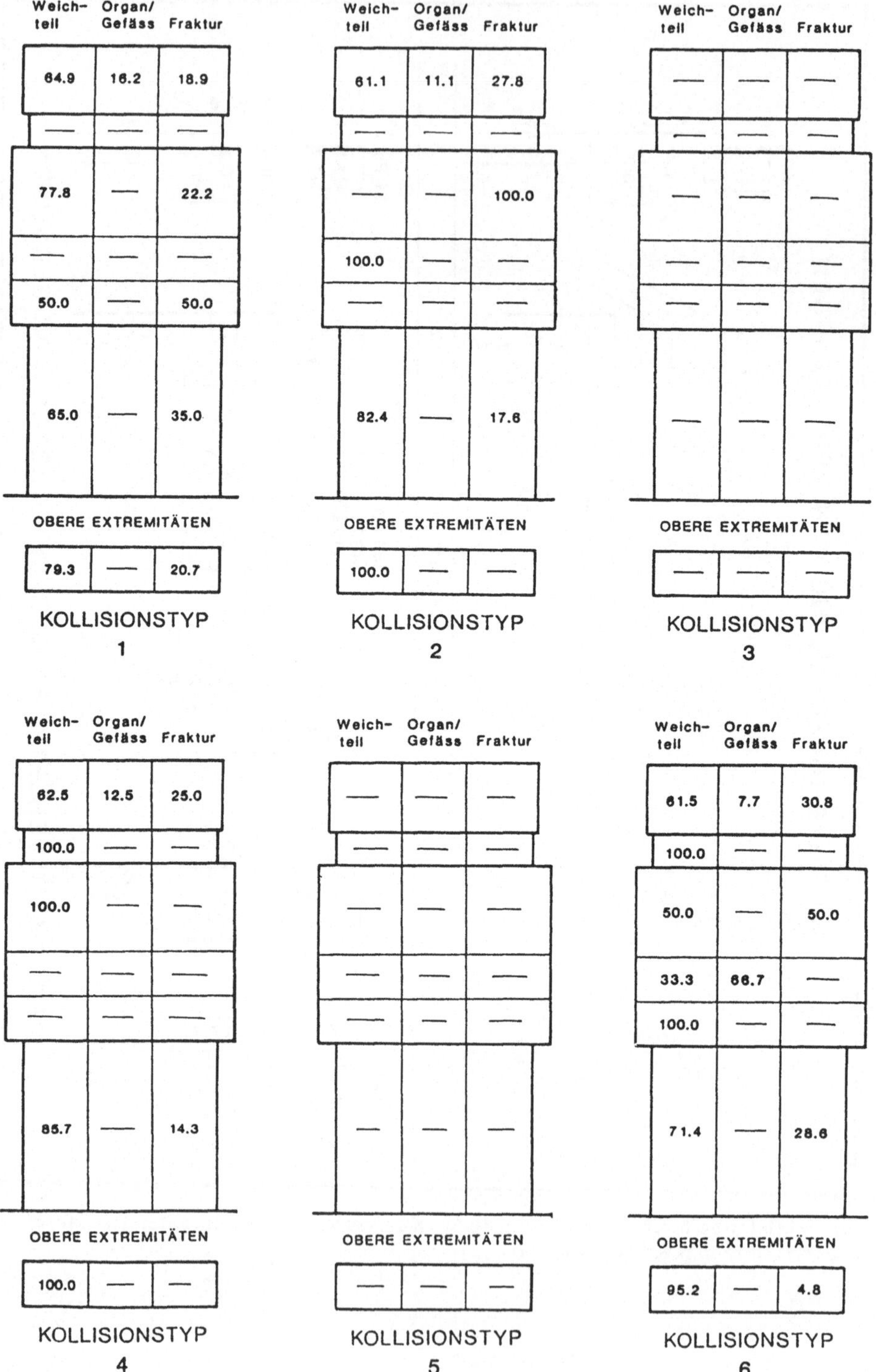

Abb. 25. Verletzungsarten je Körperregion verunfallter Radfahrer im Alter über 65 Jahre in 6 Kollisionstypen

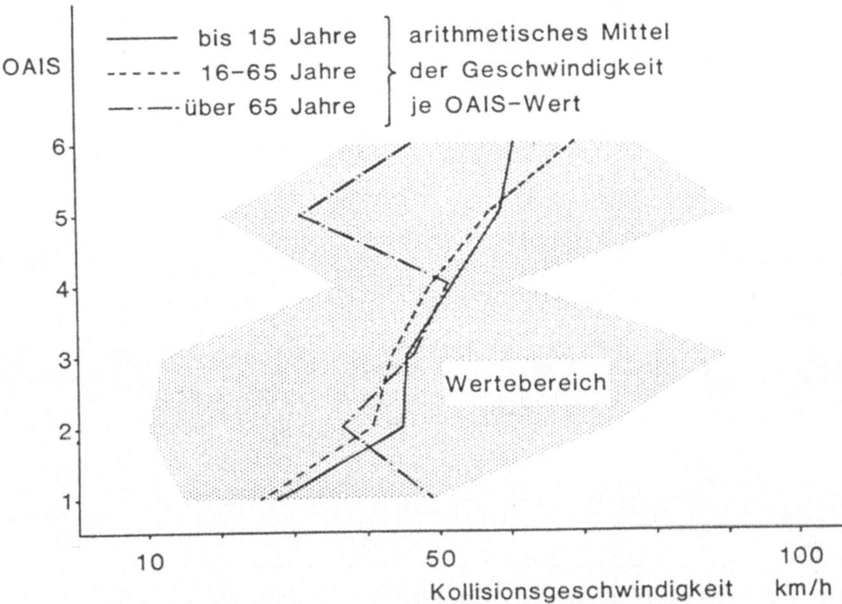

Abb. 26. Gesamtverletzungsschweregrad OAIS und Kollisionsgeschwindigkeit für die Kollisionstypen 1 und 2

4. 8 Patientenzustand, Rettungsmittel und Krankenhausbehandlung

Nur wenige Radfahrer waren nach dem Unfallereignis aufgrund ihrer Verletzungen nicht ansprechbar bzw. bewußtlos (20,3%).

34,3% der Radfahrer waren als voll orientiert zu werten (Tabelle 32). Während für Kinder und Erwachsene im Alter von 16–65 Jahren annähernd gleiche Bewußtseinslagen am Unfallort angetroffen wurden, waren ältere Personen über 65 Jahre doch häufig benommen, verwirrt und nicht ansprechbar (59,5%) und korrelierend damit nur selten voll orientiert (16,7%). Dies führte dazu, daß ältere Personen vermehrt mit dem Rettungshubschrauber oder Notarztwagen vom Unfallort abtransportiert wurden.

Insgesamt wurden 60,1% der verletzten Radfahrer mit einem Rettungswagen (RTW), 14,1% mit einem Notarztwagen (NAW) und 20,6% mit einem Rettungshubschrauber (RHS) vom Unfallort ins Krankenhaus befördert (Tabelle 33).

72,5% der verunfallten Radfahrer wurden im Krankenhaus stationär behandelt, 53,3% auf Normal- und 19,2% auf Intensivstationen. 21,4% der Radfahrer konnten nach ambulanter Behandlung am Unfalltag entlassen werden. Weitere 6,1% erfuhren keine Behandlung, da sie primär am Unfallort verstarben.

Radfahrer im Alter von über 65 Jahren lagen im Gegensatz zu jüngeren Altersgruppen wesentlich länger im Krankenhaus, was sich insbesondere bei schweren Verletzungen zeigt (Abb. 27). So lagen OAIS-3-verletzte ältere Personen im Durchschnitt 1,2mal länger als gleich schwer verletzte Erwachsene. Für OAIS-5-Verletzte verdoppelt sich sogar die Liege-

Tabelle 32. Bewußtseinslage verunfallter Radfahrer am Unfallort

Bewußtseinslage am Unfallort	Altersgruppe Radfahrer			Gesamt	
	Bis 15 Jahre %	16–65 Jahre %	Über 65 Jahre %	n	%
Voll orientiert	40,0	37,5	16,7	71	34,3
Benommen, verwirrt, Gedächtnislücke	32,9	40,0	47,6	80	38,6
Nicht ansprechbar	1,2	2,4	11,9	8	3,9
Bewußtlos	20,0	13,8	14,3	34	16,4
Sonstige, unbekannt	5,9	6,3	9,5	14	6,8
Gesamt (n)	85	80	42	207	
(%)	100,0	100,0	100,0		100,0

Tabelle 33. Bewußtseinslage verunfallter Radfahrer am Unfallort und eingesetzte Rettungsmittel

Altersgruppe Radfahrer	Bewußtseinslage am Unfallort	Eingesetzte Transportmittel				Gesamt	
		RTW %	NAW %	RHS %	Sonstige %	n	%
Bis 15 Jahre	Voll orientiert	82,9	11,4	5,7	–	35	100,0
	Benommen, verwirrt, Gedächtnislücke	57,2	21,4	21,4	–	28	100,0
	Nicht ansprechbar	–	100,0	–	–	1	100,0
	Bewußtlos	27,8	16,7	55,5	–	18	100,0
16–65 Jahre	Voll orientiert	80,0	3,3	16,7	–	30	100,0
	Benommen, verwirrt, Gedächtnislücke	67,6	20,6	11,8	–	34	100,0
	Nicht ansprechbar	50,0	25,0	–	25,0	4	100,0
	Bewußtlos	18,2	–	45,4	36,4	11	100,0
Über 65 Jahre	Voll orientiert	85,7	–	14,3	–	7	100,0
	Benommen, verwirrt, Gedächtnislücke	70,0	15,0	15,0	–	20	100,0
	Nicht ansprechbar	40,0	20,0	40,0	–	5	100,0
	Bewußtlos	16,7	33,3	16,7	33,3	6	100,0
Alle Altersgruppen	Voll orientiert	81,9	6,9	11,2	–	72	100,0
	Benommen, verwirrt, Gedächtnislücke	64,6	19,5	15,9	–	82	100,0
	Nicht ansprechbar	40,0	30,0	20,0	10,0	10	100,0
	Bewußtlos	22,9	14,3	45,7	17,1	35	100.0
Radfahrer gesamt (n)		128	30	44	11	213	
(%)		60,1	14,1	20,6	5,2		100,0

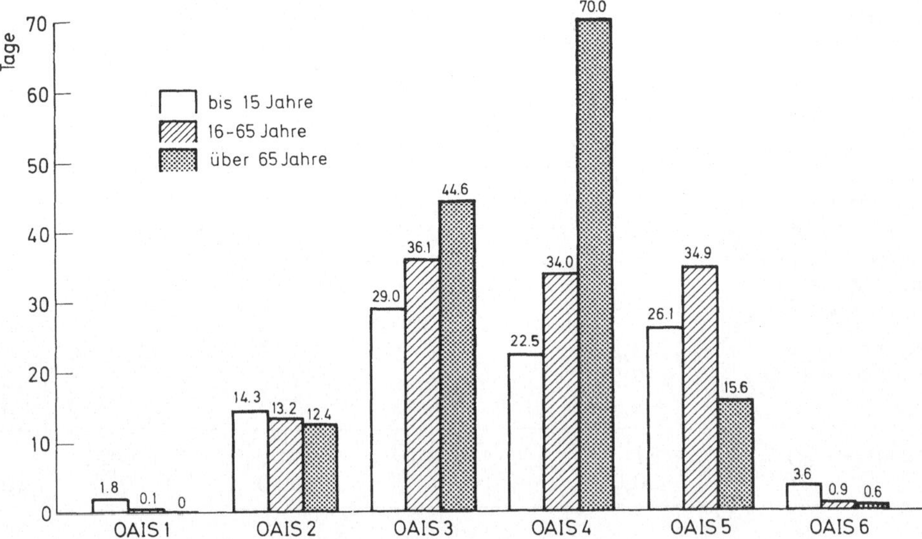

Abb. 27. Mittlere Dauer des Krankenhausaufenthaltes verunfallter Radfahrer nach Verletzungsschweregrad und Alter

zeit. Bei den Verletzungsschweregraden OAIS 5 und 6 ist bereits der hohe Anteil von tödlich verunfallten Personen erkennbar.

Insgesamt lagen kindliche Radfahrer im Durchschnitt 16 Tage im Krankenhaus, Erwachsene 17,1 Tage und ältere Radfahrer 24,7 Tage. Hinsichtlich der Therapiedauer scheinen die Kollisionstypen 2 und 6 für Kinder die gefährlichste Kollisionskonstellation darzustellen, bei denen die Verletzten im Durchschnitt 22,1 bzw. 20,6 Tage stationär verblieben (Tabelle 34). Für Erwachsene weist der Kollisionstyp 3 mit im Durchschnitt 47,5 Behandlungstagen und für ältere Radfahrer der Kollisionstyp 1 mit 32,9 Behandlungstagen eine hohe Therapiedauer auf.

Tabelle 34. Mittlere Dauer des Krankenhausaufenthalts nach Kollisionstypen

	Altersgruppe Radfahrer		
	Bis 15 Jahre	16–65 Jahre	Über 65 Jahre
	Mittlere Behandlungsdauer Krankenhaus		
Kollisionstyp	Tage	Tage	Tage
1	13,7	16,7	32,9
2	22,1	21,2	21,1
3	10,8	47,5	—
4	16,3	15,2	9,3
5	15,0	23,0	—
6	20,6	12,1	14,1
Gesamt	16,0	17,1	24,7

Tabelle 35. Bleibende Gesundheitsschäden verunfallter Radfahrer

Bleibende Gesundheitsschäden	Altersgruppe Radfahrer			Gesamt	
	Bis 15 Jahre %	16–65 Jahre %	Über 65 Jahre %	n	%
Behinderung bis 25%	1,1	–	–	1	0,5
Behinderung bis 50%	–	1,2	–	1	0,5
Behinderung bis 75%	–	–	–	–	–
Behinderung über 75%	–	–	2,2	1	0,5
Behinderung ohne nähere Angaben	8,8	9,4	2,2	17	7,7
Getötet	13,2	14,0	35,6	40	18,0
Keine Behinderung	27,5	21,0	11,1	48	21,7
Unbekannt	49,4	54,4	48,9	113	51,1
Gesamt (n)	91	86	44	221	
(%)	100,0	100,0	100,0		100,0

Von den 221 Radfahrern äußerten sich im Rahmen einer schriftlichen Befragung 60 zu den sozialen Folgen. 9 Personen (15%) gaben an, soziale Folgen erlitten zu haben.

Von den im Rahmen der Studie erfaßten 221 Radfahrern können aufgrund fehlender Rückantworten nur für etwa die Hälfte (48,9%) die nach dem Unfall zurückgebliebenen Gesundheitsschäden angegeben werden.

18,1% der Radfahrer wurden bei dem Unfall getötet, 21,7% erlitten durch den Unfall keine bleibenden Gesundheitsschäden (Tabelle 35).

4.9 Kinematikgruppen

Um die Bewegung der verunfallten Radfahrer in den verschiedenen Kollisionsphasen nach charakteristischen Konstellationen zu klassifizieren, wird für vorliegende Studie auf die bei der Analyse von Unfällen motorisierter Zweiradbenutzer von uns erarbeiteten und angewandten 7 Kinematikgruppen zurückgegriffen. Diese kennzeichnen die Art der Körperbewegung während der Crashphase [9].

Überwiegend wird der Radfahrer bei der Kollision vom Kollisionspartner aufgeschöpft (58,4%), 33,0% erlitten einen Anprall mit Richtungsänderung, 2,3% rutschten nach dem Anprall ab und 6,3% verteilen sich auf die restlichen Kinematikgruppen (Abb. 28). Somit zeigt der verunglückte Radfahrer keine Übereinstimmung im Bewegungsablauf (Kinematikgruppe) mit dem motorisierten Zweiradbenutzer, sondern die geringe Eigenbewegung des Fahrrades führt dazu, daß mit Ausnahme der Fahrradkollision mit der Fahrzeugseite des Gegners die kinematischen Formen eher denen von verunfallten Fußgängern gleichen [5].

Die Kinematikgruppen „Aufschöpfen" und „Anprall mit Richtungsänderung" machen zusammen schon 91,4% aller Bewegungsformen aus. Der Aufschöpfvorgang bildet bei allen Fahrradtypen den Hauptanteil der kinematischen Abläufe. Im Gegensatz zu den bei motorisierten Zweiradbenutzern u.a. auch häufig festgestellten Formen „freier Flug", „Anprall ohne Richtungsänderung" und „indirekte Kollision" können diese bei Radfahrern auf-

Kinematikgruppen von Zweiradaufsassen						
I	II	III	IV	V	VI	VII
freier Flug	abrutschen	aufschöpfen	Anprall am Kollisionspartner mit Richtungsänderung	ohne	Anprall und Sitzenbleiben	gestürzt (indirekter Anprall)

	Altersgruppe Radfahrer				
	Bis 15 Jahre	16—65 Jahre	Über 65 Jahre	Gesamt	
Kinematikgruppe	%	%	%	n	%
Freier Flug	1,1	—	2,3	2	0,9
Abrutschen	1,1	3,5	2,3	5	2,3
Aufschöpfen	54,9	55,8	70,5	129	58,4
Anprall mit Richtungsänderung	37,4	33,7	22,7	73	33,0
Anprall ohne Richtungsänderung	1,1	2,3	—	3	,3
Indirekt oder vor Anprall gestürzt	1,1	3,5	2,2	5	2,3
Anprall und sitzenbleiben	3,3	1,2	—	4	1,8
Gesamt (n)	91	86	44	221	
(%)	100,0	100,0	100,0		100,0

Abb. 28. In 7 Kinematikgruppen standardisierte Bewegungsabläufe des verunfallten Radfahrers

grund der geringen Eigengeschwindigkeit und der geringeren Masse nur selten beobachtet werden.

Auffallend ist, daß ältere Radfahrer mit 70,5% gegenüber Erwachsenen (55,8%) und Kindern (54,9%) häufiger einen Aufschöpfvorgang erfahren, während letztere häufiger einen Anprall mit Richtungsänderung erlitten. Bei kleinen Fahrrädern, wie z.B. Kinder- oder Klapprädern, konnte ein freier Flug und ein Anprall ohne Richtungsänderung des Radfahrers überhaupt nicht beobachtet werden.

Die Art der Körperbewegungen während der Crashphase (Kinematikgruppen) bei den verschiedenen Kollisionskonstellationen (Kollisionstypen) zeigt Tabelle 36.

Der Aufschöpfvorgäng findet überwiegend in den Kollisionstypen 1 mit 65,7%, 2 mit 54,6% und 6 mit 65,8% statt (Tabelle 36). Dies sind Unfallkonstellationen, bei denen die Pkw-Front den Radfahrer erfaßt. Bei Kollisionen des Rades mit einer Fahrzeugseite dominiert der Anprall mit Richtungsänderung (50% bei Kollisionstyp 3 und 54,2% bei Kollisionstyp 4). Ein freier Flug des verunfallenden Radfahrers konnte nur bei den Kollisionstypen 1 und 6 beobachtet werden. Es zeigt sich auch, daß Kinder gegenüber Erwachsenen und älteren Personen weniger oft aufgeschöpft werden, die geringere Körpergröße somit oftmals dann den Bewegungsablauf zu einem Anprall mit Richtungsänderung werden läßt.

Tabelle 36. Zusammenhang zwischen Kinematikgruppen und Kollisionstypen

Kinematikgruppe	Kollisionstyp 1 Altersgruppe Radfahrer				Kollisionstyp 2 Altersgruppe Radfahrer			
	Alle	Bis 15 Jahre	16–65 Jahre	Über 65 Jahre	Alle	Bis 15 Jahre	16–65 Jahre	Über 65 Jahre
Freier Flug	0,9	–	–	4,3	–	–	–	–
Abrutschen	1,8	2,0	2,5	–	–	–	–	–
Aufschöpfen	65,7	60,7	70,0	69,6	54,6	50,0	50,0	71,4
Anprall mit Richtungsänderung	30,7	35,3	27,5	26,1	33,3	37,5	40,0	14,3
Anprall ohne Richtungsänderung	0,9	2,0	–	–	3,0	–	10,0	–
Indirekt, vor Anprall gestürzt	–	–	–	–	3,0	–	–	14,3
Anprall und Sitzenbleiben	–	–	–	–	6,1	12,5	–	–
Gesamt (n)	114	51	40	23	33	16	10	7
(%)	100,0	100,0	100,0	100,0	100,0	100,0	100,0	100,0

Kinematikgruppe	Kollisionstyp 3 Altersgruppe Radfahrer				Kollisionstyp 4 Altersgruppe Radfahrer			
	Alle %	Bis 15 Jahre %	16–65 Jahre %	Über 65 Jahre %	Alle %	Bis 15 Jahre %	16–65 Jahre %	Über 65 Jahre %
Freier Flug	–	–	–	–	–	–	–	–
Abrutschen	12,5	–	50,0	–	–	–	–	–
Aufschöpfen	25,0	33,3	–	–	37,5	28,6	42,9	33,3
Anprall mit Richtungsänderung	50,0	50,0	50,0	–	54,2	57,1	50,0	66,7
Anprall ohne Richtungsänderung	–	–	–	–	–	–	–	–
Indirekt, vor Anprall gestürzt	–	–	–	–	8,3	14,3	7,1	–
Anprall und Sitzenbleiben	12,5	16,7	–	–	–	–	–	–
Gesamt (n)	8	6	2	–	24	7	14	3
(%)	100,0	100,0	100,0	100,0	100,0	100,0	100,0	100,0

Kinematikgruppe	Kollisionstyp 5 Altersgruppe Radfahrer				Kollisionstyp 6 Altersgruppe Radfahrer			
	Alle	Bis 15 Jahre %	16-65 Jahre %	Über 65 Jahre %	Alle	Bis 15 Jahre %	16–65 Jahre %	Über 65 Jahre %
Freier Flug	–	–	–	–	2,6	10,0	–	–
Abrutschen	–	–	–	–	5,3	–	5,9	9,1
Aufschöpfen	–	–	–	–	65,8	70,0	52,9	81,8
Anprall mit Richtungsänderung	75,0	100,0	66,7	–	18,4	20,0	23,5	9,1
Anprall ohne Richtungsänderung	25,0	–	33,3	–	–	–	–	–
Indirekt, vor Anprall gestürzt	–	–	–	–	5,3	–	11,8	–
Anprall und Sitzenbleiben	–	–	–	–	2,6	–	5,9	–
Gesamt (n)	4	1	3	–	38	10	17	11
(%)	100,0	100,0	100,0	100,0	100,0	100,0	100,0	100,0

4.10 Verletzungsverursachung

Durch eine ausführliche Dokumentation jeder Verletzung und jeder Deformation am Fahrzeug sowie sonstiger Unfallspuren ist eine Zuordnung von Verletzung und Verletzungsverursachung möglich. Diese wird kritisch und grundsätzlich auf den Einzelfall bezogen vom Erhebungsteam durchgeführt.

64,4% aller Verletzungen der verunfallten Radfahrer wurden durch den Anprall des Körpers am gegnerischen Fahrzeug verursacht (Tabelle 37). 25,4% entstanden durch den sekundären Straßenaufprall, 4,0% durch das eigene Zweirad und 4,7% durch einen Überrollvorgang. Überrollverletzungen erlitten 3,2% der Radfahrer (n = 7) während einer Sekundärkollision, lediglich 0,9% (n = 2) wurden primär überrollt. Überrollungen wurden mit Ausnahme des Typs 1 in allen Kollisionstypen beobachtet. Eine Überrollgefährdung zeigt sich insbesondere für die Kollision eines Fahrrades mit der Seite eines Lkw, wenn das Fahrrad zwischen Vorder- und Hinterachsbereich unter die Ladefläche fahren kann und von einem hinteren Zwillingsrad erfaßt und überrollt wird. So sind auch 33,3% aller Verletzungen in Kollisionstyp 4 auf diesen Vorgang zurückzuführen. Dabei erscheinen speziell Kinder besonders gefährdet, da hier 55,2% der Verletzungen in diesem Kollisionstyp auf einem Überrollmechanismus basieren. 52,3% aller Verletzungen entstanden durch Teile der Fahrzeugfront einschließlich des Frontscheibenbereichs mit 17,2%. Ein Kontakt mit dem Frontscheibenbereich tritt bei den Kollisionstypen 1 (21,4%), 2 (23,6%) und 6 (24,4%) häufig auf. Die dabei resultierenden Verletzungen sind meist schwerer Art (s. Tabelle 38).

Im Gegensatz zu den aus Fußgängerunfällen gewonnenen Erkenntnissen hinsichtlich der unterschiedlichen Aufwurfweiten von Kindern und Erwachsenen aufgrund unterschiedlicher Schwerpunkthöhen und damit verbundener häufigerer Windschutzscheibenkontakte bei Erwachsenen [5], zeigt sich bei der ermittelten Häufigkeit der Verletzungsverursachung kein signifikanter Unterschied. Dies kann unseres Erachtens darauf zurückgeführt werden, daß die erhöhte Schwerpunktlage des Systems Fahrrad/Radfahrer weniger durch die Körpergröße als durch die Sattelhöhe des Fahrrades beeinflußt wird.

Verletzungen durch Sekundäranprall auf der Straße sind überwiegend als leicht einzustufen (AIS 1 und 2 = 96,2%). Doch können auch tödliche Verletzungen durch den Straßenaufprall entstehen (Tabelle 38), die ausschließlich ältere Personen über 65 Jahre erlitten. Schwere und schwerste Verletzungen (AIS 3–6) werden häufig bei Anprall im Frontscheiben- und seitlichem Pfostenbereich (A-Pfosten) (17,9%) sowie an der Dachkantenregion (18,1%) verursacht. Dieses bedeutet insbesondere für Radfahrer über 15 Jahre eine hohe Gefährdung. So stellen die durch diesen Fahrzeugbereich verursachten Verletzungen bei Kindern lediglich 9,5% schwere und schwerste Verletzungen (AIS 3–6) dar, während bei Erwachsenen 24,3% und bei älteren Personen 18,2% derartige Verletzungen zu finden sind.

Nach der Kollisions- und Flugphase des verunfallenden Radfahrers kann dieser im Auslauf noch sekundär anprallen. Die Art dieser Auslaufbewegung wird ebenfalls anlehnend an die bei motorisierten Zweiradbenutzern von uns ermittelten 6 Gruppen beschrieben [9]. Dabei erscheint hier ein Rutschen/Rollen des verunfallenden Radfahrers in der Auslaufbewegung zu dominieren.

90,0% der verunfallten Radfahrer rutschten auf der Straße bis in die Endlage (Tabelle 39). Lediglich 2,3% (n = 5) prallten mit dem Körper an einer kleinen oder großen Anprallfläche an. Dabei zeigen sich keine wesentlichen Unterschiede in den verschiedenen Altersgruppen der Radfahrer.

Tabelle 37. Teile, die bei verunfallten Radfahrern als verletzungsursächlich ermittelt wurden, unterschieden nach Kollisionstypen

Altersgruppe Radfahrer	Verletzungsverursachende Teile	Kollisionstypen 1 %	2 %	3 %	4 %	5 %	6 %	Gesamt n	%
Bis 15	Überrollt	–	5,6	18,6	55,2	–	–	48	7,7
Jahre	Straße	25,1	25,0	29,6	25,4	–	35,8	163	26,2
	Fahrzeugfront	28,7	24,1	11,1	6,0	–	13,2	145	23,3
	Fronthaube	11,7	7,4	11,1	1,5	–	18,9	63	10,1
	Frontscheibe, A-Pfosten	19,7	23,1	11,1	–	–	28,3	115	18,5
	Fahrzeugdach	4,1	2,8	11,1	3,0	–	3,8	25	4,0
	Fahrzeugseite	5,2	3,7	3,7	7,4	100,0	–	33	5,3
	Fahrzeugheck	–	–	–	–	–	–	–	–
	Eigenes Fahrrad	4,4	7,4	3,7	–	–	–	25	4,0
	Sonstige	1,1	0,9	–	1,5	–	–	6	0,9
	Gesamt (n)	366	108	27	67	2	53	623	
	(%)	100,0	100,0	100,0	100,0	100,0	100,0		100,0
16–65	Überrollt	–	–	–	18,4	25,0	4,5	22	3,5
Jahre	Straße	17,3	26,4	66,7	42,2	33,3	33,9	161	25,6
	Fahrzeugfront	25,0	23,2	–	7,9	–	15,2	127	20,2
	Fronthaube	11,7	3,2	–	2,6	–	8,0	50	8,0
	Frontscheibe, A-Pfosten	27,3	27,2	–	7,9	–	23,2	148	23,6
	Fahrzeugdach	8,7	13,6	–	2,6	–	4,5	50	8,0
	Fahrzeugseite	4,3	4,8	33,3	6,6	–	2,7	28	4,4
	Fahrzeugheck	0,7	–	–	1,3	41,7	–	8	1,3
	Eigenes Fahrrad	4,7	1,6	–	9,2	–	7,1	31	4,9
	Sonstige	0,3	–	–	1,3	–	0,9	3	0,5
	Gesamt (n)	300	125	3	76	12	112	628	
	(%)	100,0	100,0	100,0	100,0	100,0	100,0		100,0
Über 65	Überrollt	–	–	–	18,3	–	–	4	1,2
Jahre	Straße	23,0	30,4	–	59,1	–	12,4	76	23,3
	Fahrzeugfront	24,8	13,2	–	4,5	–	39,2	85	26,1
	Fronthaube	11,2	13,2	–	–	–	12,4	36	11,0
	Frontscheibe, A-Pfosten	14,3	15,2	–	13,6	–	23,7	56	17,2
	Fahrzeugdach	15,5	6,3	–	–	–	8,2	36	11,0
	Fahrzeugseite	0,6	21,7	–	–	–	–	11	3,4
	Fahrzeugheck	–	–	–	–	–	–	–	–
	Eigenes Fahrrad	3,1	–	–	4,5	–	1,0	7	2,2
	Sonstige	7,5	–	–	–	–	3,1	15	4,6
	Gesamt (n)	161	46	–	22	–	97	326	
	(%)	100,0	100,0	–	100,0	–	100,0		100,0
Alle	Überrollt	–	2,2	16,7	33,3	21,4	1,9	74	4,7
Altersgruppen	Straße	21,9	26,5	33,3	37,6	28,6	26,3	400	25,4
	Fahrzeugfront	26,6	21,8	10,0	6,7	–	23,7	357	22,6
	Fronthaube	11,4	6,5	10,0	1,8	–	11,8	149	9,4
	Frontscheibe, A-Pfosten	21,4	23,6	10,0	5,5	–	24,4	319	20,2
	Fahrzeugdach	8,0	8,2	10,0	2,4	–	5,7	111	7,1
	Fahrzeugseite	4,2	7,2	6,7	6,1	14,3	1,2	72	4,6
	Fahrzeugheck	0,2	–	–	0,6	35,7	–	8	0,5
	Eigenes Fahrrad	4,2	3,6	3,3	4,8	–	3,4	63	4,0
	Sonstige	2,1	0,4	–	1,2	–	1,6	24	1,5
	Gesamt (n)	827	279	30	165	14	262	1 577	
	(%)	100,0	100,0	100,0	100,0	100,0	100,0		100,0

Tabelle 38. Teile, die bei verunfallten Radfahrern als verletzungsursächlich ermittelt wurden, unterschieden nach Schweregrad

Altersgruppe Radfahrer	Verletzungsverursachende Teile	Einzelverletzungsschweregrad AIS						Gesamt	
		1 %	2 %	3 %	4 %	5 %	6 %	n	%
Bis 15 Jahre	Überrollt	55,4	19,1	10,6	10,6	4,3	–	47	100,0
	Straße	90,2	7,4	1,8	–	0,6	–	163	100,0
	Fahrzeugfront	64,1	18,6	13,1	2,8	1,4	–	145	100,0
	Fronthaube	74,6	9,5	9,5	3,2	1,6	1,6	63	100,0
	Frontscheibe, A-Pfosten	66,2	24,3	5,2	2,6	1,7	–	115	100,0
	Fahrzeugdach	40,0	36,0	4,0	–	16,0	4,0	25	100,0
	Fahrzeugseite	60,6	24,2	6,1	–	9,1	–	33	100,0
	Fahrzeugheck	–	–	–	–	–	–	–	–
	Eigenes Fahrrad	96,0	4,0	–	–	–	–	25	100,0
	Sonstige	60,0	40,0	–	–	–	–	5	100,0
	Gesamt (n)	446	102	42	14	15	2	621	
	(%)	71,8	16,4	6,8	4,3	2,4	0,3		100,0
16–65 Jahre	Überrollt	45,5	4,5	50,0	–	–	–	22	100,0
	Straße	81,4	17,4	0,6	–	0,6	–	161	100,0
	Fahrzeugfront	63,2	20,8	12,0	3,2	0,8	–	125	100,0
	Fronthaube	68,0	12,0	6,0	4,0	10,0	–	50	100,0
	Frontscheibe, A-Pfosten	50,7	25,0	10,1	5,4	5,4	3,4	148	100,0
	Fahrzeugdach	54,0	24,0	4,0	8,0	2,0	8,0	50	100,0
	Fahrzeugseite	53,7	21,4	7,1	7,1	10,7	–	28	100,0
	Fahrzeugheck	62,5	37,5	–	–	–	–	8	100,0
	Eigenes Fahrrad	96,8	3,2	–	–	–	–	31	100,0
	Sonstige	100,0	–	–	–	–	–	3	100,0
	Gesamt (n)	409	120	49	20	19	9	626	
	(%)	65,4	19,2	7,8	3,2	3,0	1,4		100,0
Über 65 Jahre	Überrollt	–	–	–	100,0	–	–	4	100,0
	Straße	75,0	13,2	3,9	1,3	3,9	2,6	76	100,0
	Fahrzeugfront	58,3	21,4	17,9	2,4	–	–	84	100,0
	Fronthaube	66,6	13,9	13,9	5,6	–	–	36	100,0
	Frontscheibe, A-Pfosten	50,9	30,9	1,8	1,8	14,6	–	55	100,0
	Fahrzeugdach	60,0	31,4	8,6	–	–	–	35	100,0
	Fahrzeugseite	72,7	18,2	9,1	–	–	–	11	100,0
	Fahrzeugheck	–	–	–	–	–	–	–	–
	Eigenes Fahrrad	57,1	28,6	14,3	–	–	–	7	100,0
	Sonstige	64,3	28,6	7,1	–	–	–	14	100,0
	Gesamt (n)	200	69	30	10	11	2	322	
	(%)	62,2	21,4	9,3	3,1	3,4	0,6		100,0
Alle Altersgruppen	Überrollt	49,4	13,7	21,9	12,3	2,7	–	73	100,0
	Straße	83,7	12,5	1,8	0,2	1,3	0,5	400	100,0
	Fahrzeugfront	62,4	20,1	13,8	2,8	0,9	–	354	100,0
	Fronthaube	70,5	11,4	9,4	4,0	4,0	0,7	149	100,0
	Frontscheibe, A-Pfosten	56,3	25,8	6,9	3,8	5,7	1,5	318	100,0
	Fahrzeugdach	52,8	29,1	5,5	3,6	4,5	4,5	110	100,0
	Fahrzeugseite	59,8	22,2	6,9	2,8	8,3	–	72	100,0
	Fahrzeugheck	62,5	37,5	–	–	–	–	8	100,0
	Eigenes Fahrrad	92,1	6,3	1,6	–	–	–	63	100,0
	Sonstige	68,2	27,3	4,5	–	–	–	22	100,0
	Gesamt (n)	1 055	291	121	44	45	13	1 569	
	(%)	67,3	18,5	7,7	2,8	2,9	0,8		100,0

Tabelle 39. Auslaufkinematik verunfallter Radfahrer nach Auslaufgruppen

| Auslaufgruppen | Altersgruppe Radfahrer | | | Gesamt | |
	Bis 15 Jahre %	16–65 Jahre %	Über 65 Jahre %	n	%
Rutschen, Rollen	92,3	87,1	91,2	199	90,0
Überschlagen	–	1,2	–	1	0,5
Kleine Angriffsfläche	–	2,4	4,4	4	1,8
Große Anprallfläche	1,1	–	–	1	0,5
Überrollen	4,4	1,2	4,4	7	3,2
Andere, unbekannt	2,2	8,1	–	9	4,0
Gesamt (n)	91	86	44	221	
(%)	100,0	100,0	100,0		100,0

5 Typisierung des Unfallgeschehens mit Radfahrern

Nach zusammenfassender Wertung der Unfallsituation des Radfahrers in Korrelation mit den in vorliegender Studie gewonnenen Erkenntnissen stellt sich der klassische Verkehrsunfall mit Beteiligung eines Radfahrers wie folgt dar:

5. 1 Unfallkonstellation

Ein von rechts kommender Radfahrer (52,8%) kollidiert mit der Front eines pontonförmigen Pkw nahezu rechtwinklig (Kollisionstyp 1: 51,6% und Kollisionstyp 2: 14,9%) im rechten Drittel der Fahrzeugfront (Abb. 29).

5. 2 Unfallkinematik

Der Radfahrer wird aufgeschöpft (58,4%), anschließend vom bremsenden Fahrzeug nach vorn abgeworfen (Abb. 30) und gelangt anschließend rutschend bzw. rollend in die Endlage (90,0%) (Abb. 31) – s. Bildfolge.

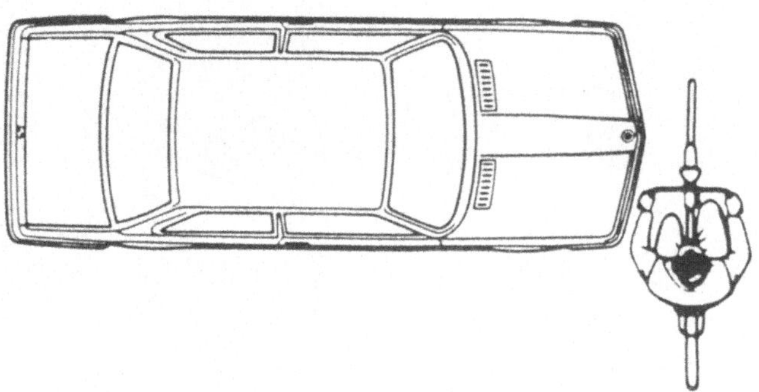

Abb. 29. Typische Unfallkonstellation zwischen Fahrrad und Pkw

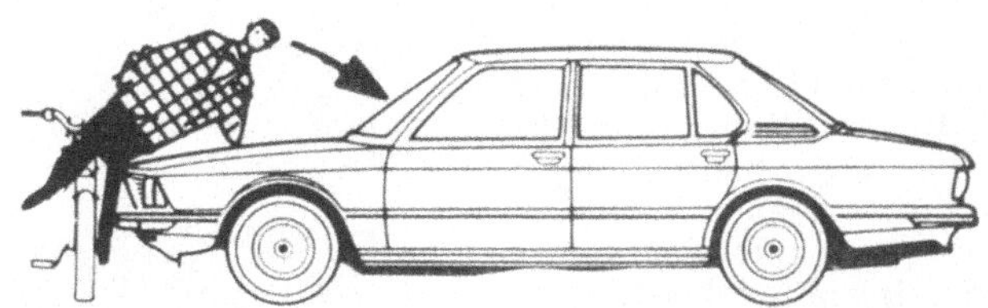

Abb. 30. Typische Unfallkinematik eines verunfallenden Radfahrers

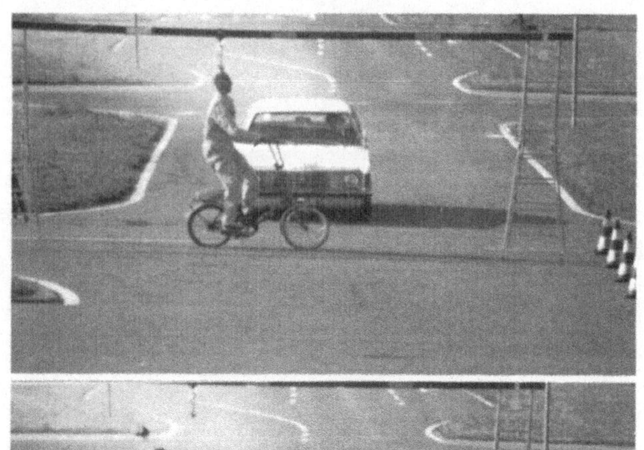

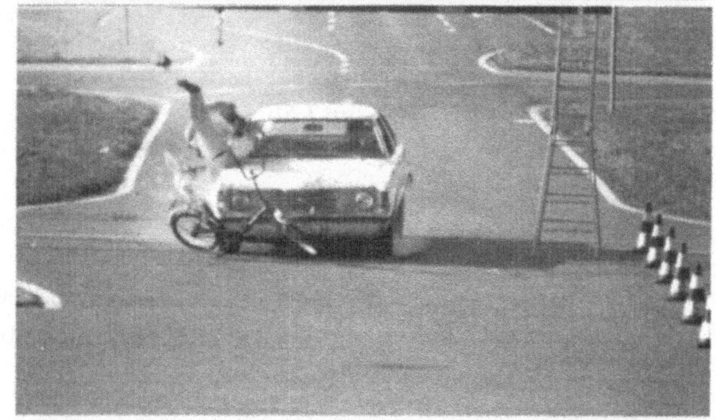

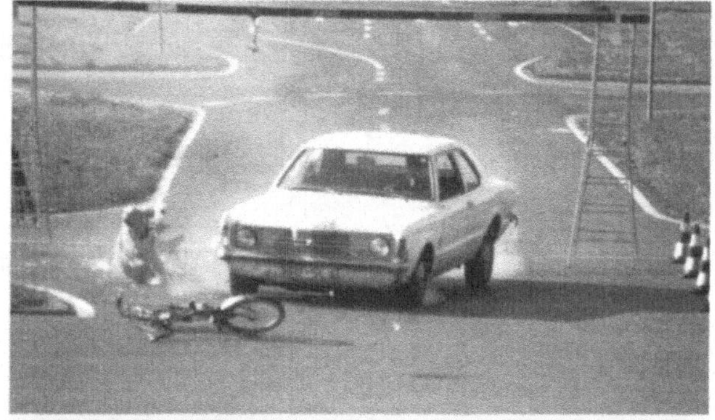

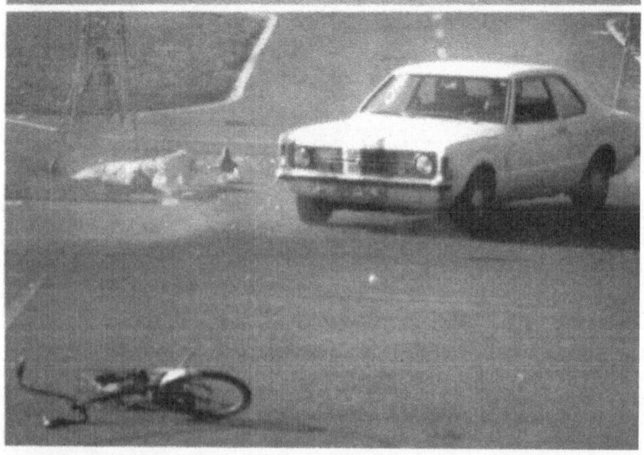

Anschaulich zeigt die Bildreihenfolge einen Dummy-Versuch. Simulierter Unfall eines von rechts kommenden mit der Front eines Pkw kollidierenden Radfahrers (Kollisionstyp 1) mit zeitlicher Bildfolge des Kollisionsablaufes (0 sec/0,4 sec/0,8 sec/2,0 sec). Der Pkw kollidiert mit 59 km/h. Der Radfahrer wird aufgeschöpft und gelangt 7 m nach der Kollision in die Endlage, das Fahrrad nach 28,5 m

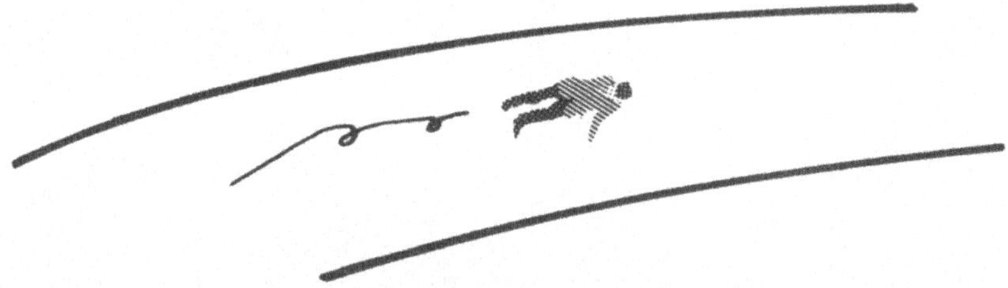

Abb. 31. Typische Auslaufbewegung des Radfahrers

Verletzungen entstehen dabei überwiegend durch Fahrzeugteile des Pkw/Lkw Kollisionstyp 1 (71,8%), insbesondere der Fahrzeugfront (26,6%) und des Frontscheibenbereichs (21,4%). Die schwersten Verletzungen entstehen ebenfalls bei Anprall an Teile der Fahrzeugfront, insbesondere des Frontscheibenbereichs.

Durch den anschließenden Straßenaufprall sind bei jedem Fahrradunfall Verletzungen zu erwarten, allerdings überwiegend leichte Verletzungen.

5.3 Wurfweiten von Radfahrern

Die Wegstrecke von der Kollisionsstelle bis zur Endlage des Radfahrers wird anlehnend an Erkenntnisse aus Fußgängerunfällen als „Wurfweite" definiert [7]. Die im Rahmen vorliegender Studie ermittelten Wurfweiten nehmen mit zunehmender Kollisionsgeschwindigkeit deutlich zu (Abb. 32). Für 90% der vorgefundenen Wurfweiten zeigt sich ein doch quantifizierbarer Erwartungsbereich. So können Anprallgeschwindigkeiten von z.B. 70 km/h eine Wurfweite von 15–40 m bedingen und Kollisionen bis 50 km/h können je nach Kollisionsstellung auch ohne wesentliche Wurfweite verlaufen.

Bei Beschränkung der Betrachtung auf nahezu gleiche Kollisionsbedingungen, der Kollisionstypen 1 und 2, läßt sich der in Abb. 32 ermittelte Wurfweitenbereich weiter eingrenzen (Abb. 33). Bei Kollisionen eines Radfahrers mit der Pkw/Lkw-Front sind Wurfweiten bis 45 m beobachtet worden. Dabei zeigen sich keine wesentlichen Unterschiede zwischen den Kollisionstypen 1 und 2.

5.4 Fallbeispiele

5.4.1 *Verletzungsgefährdung durch Kollision eines Fahrrades mit der Lkw-Seite*

Ein Lastkraft-Sattelzug biegt innerhalb einer geschlossenen Ortschaft nach rechts ab und mißachtet die Vorfahrt eines auf dem in gleicher Richtung auf dem Radweg fahrenden Radfahrers (Abb. 34). Dieser kollidierte im Bereich zwischen Vorder- und Hinterachse des Lastzuges, fiel mit seinem Rad zur Seite und wurde von den rechten Hinterrädern an seinem linken Bein überrollt (Abb. 35 u. 36).

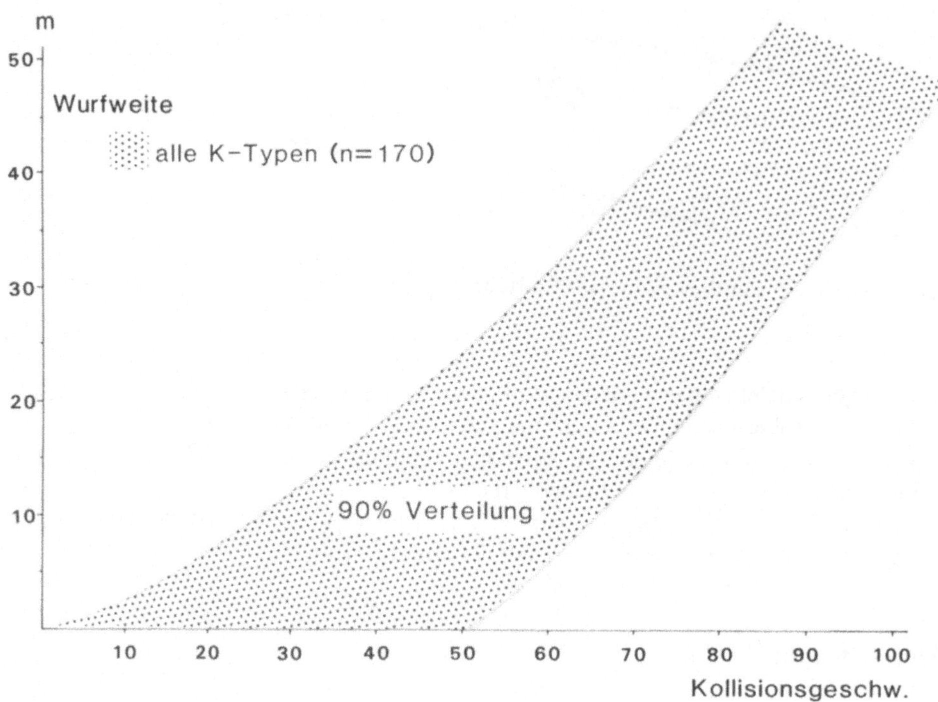

Abb. 32. Wurfweiten der Radfahrer

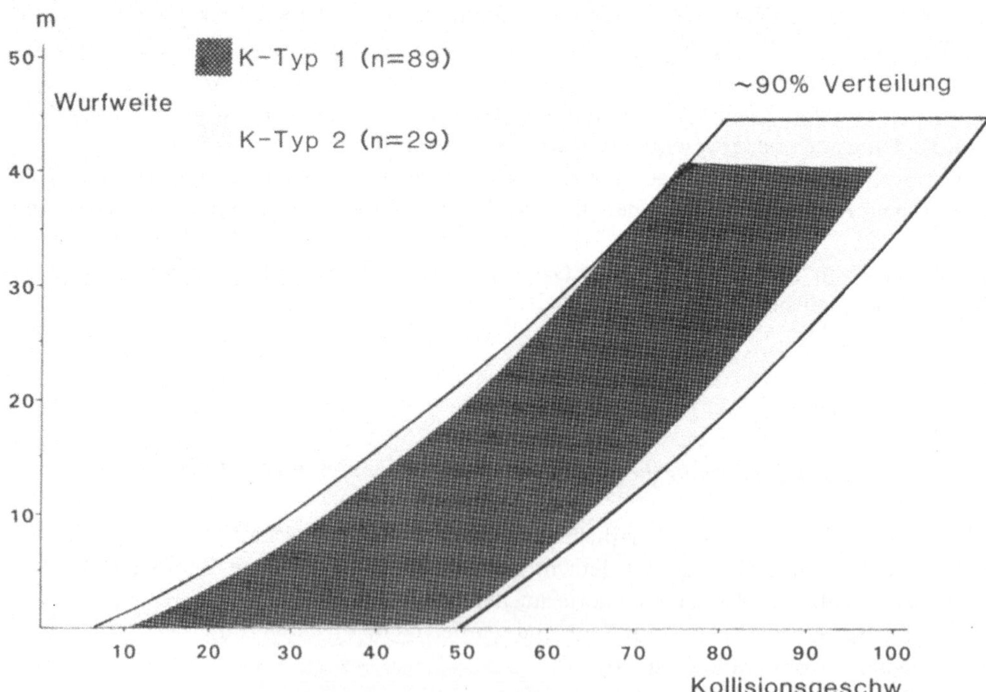

Abb. 33. Wurfweiten der Radfahrer bei Kollision unter den Kollisiontypen 1 und 2

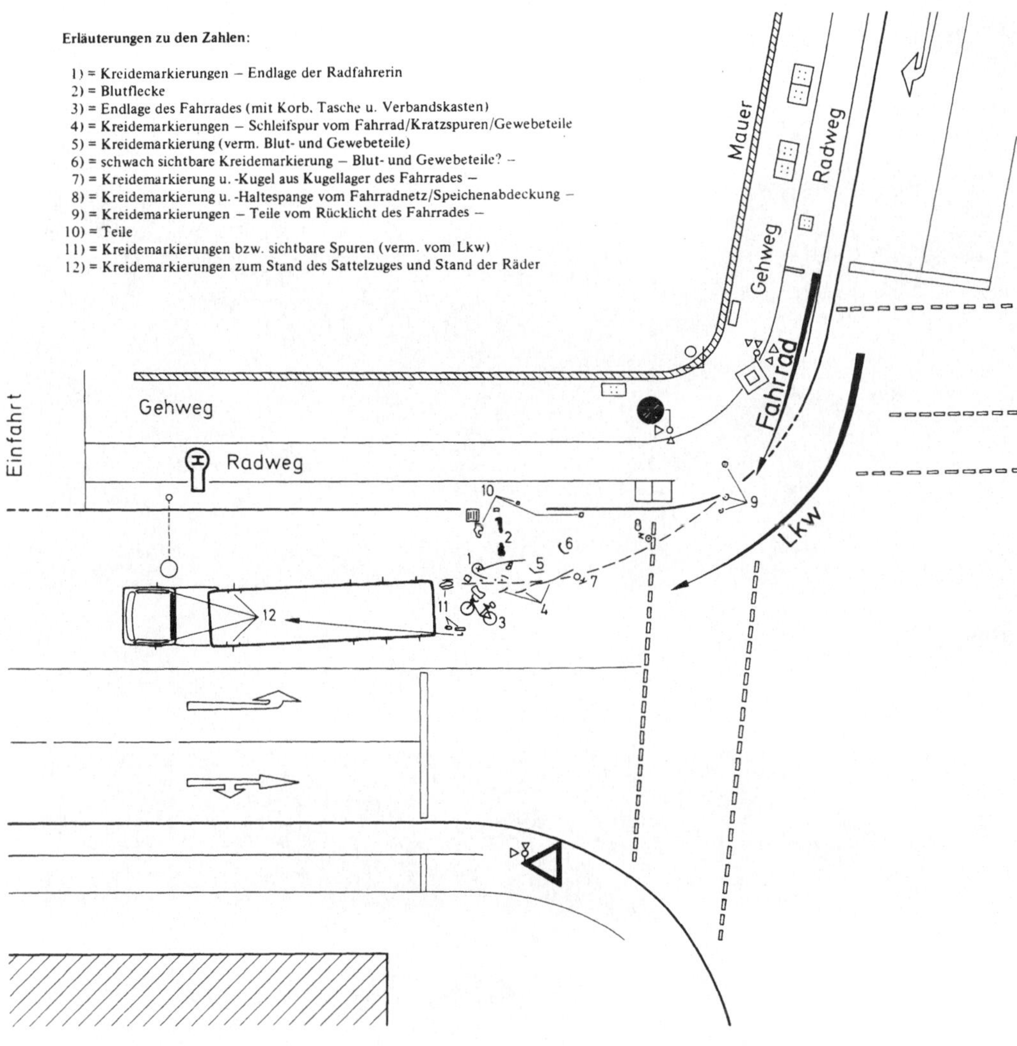

Abb. 34

Multiple Frakturen und Weichteilschäden an Ober- und Unterschenkel mit Muskel-, Nerven- und Gefäßverletzungen des Beines waren die Folge. Das Bein mußte amputiert werden.

Deutlich wird an diesem Beispiel die für Radfahrer besonders gefährlich wirkende Seitenfläche eines Lkw (s. auch Kap. 4.10), wo es wegen der relativ ungeglätteten und wenig nachgiebigen Struktur z.T. zu schwersten Verletzungen kommt.

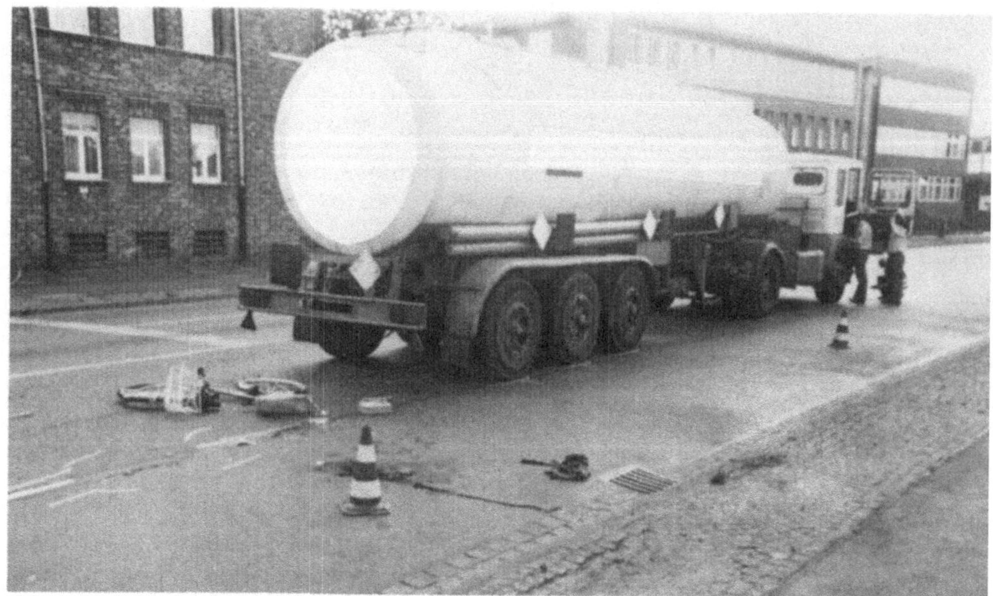

Abb. 35

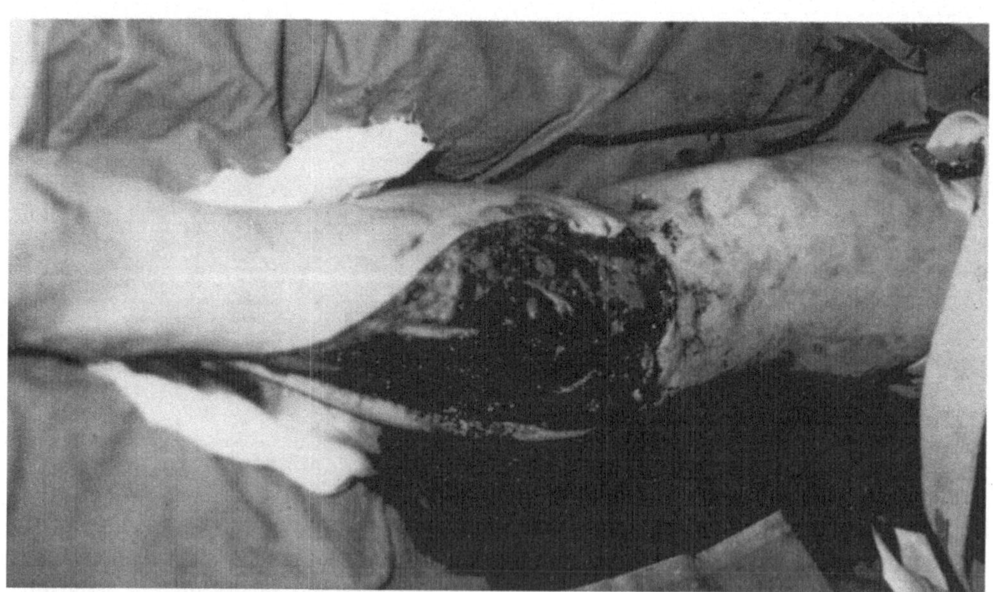

Abb. 36

5. 4. 2 Kollision eines Radfahrers mit der Fahrzeugfront eines Pkw und klassischer Aufschöpfvorgang

Auf einer ländlichen Straße unmittelbar vor Ende eines Ortsschildes näherte sich ein Pkw einer in gleicher Richtung fahrenden Radfahrerin. Diese bog links ab. Dabei kam es zur Kollision mit dem bereits überholenden Pkw (Abb. 37). Die 20jährige Radfahrerin wurde von der Front des Fahrzeuges unter Kollisionstyp 1 erfaßt und erlitt tödliche Verletzungen (OAIS 6). Der Pkw-Fahrer reagierte bei einer Fahrgeschwindigkeit von 92 km/h und bremste sein Fahrzeug mittels Blockierbremsung ab. Die Kollision erfolgte noch mit 83 km/h. Bei Einhaltung der innerorts zulässigen Geschwindigkeit von 50 km/h wäre der Unfall für den Pkw-Fahrer vermeidbar gewesen, da er mit seinem Fahrzeug ca. 6 m vor der eigentlichen Kollisionsstelle zum Stehen gekommen wäre. Der Radfahrer wurde im Bereich der rechtsseitigen Fahrzeugfront mit den unteren Extremitäten erfaßt (drittgradig offene Unterschenkelfraktur des linken Beines distal) und vom Fahrzeug aufgeschöpft (Abb. 38), wobei es zu einer erheblichen Traumatisierung des Kopfes und der Brustraumregion kam (Rippenserienfraktur 1–8 mit Hämatothorax und Lungenanspießung, Einriß der Aorta).

Durch den Kopfanprall an der Windschutzscheibe wurde ein schweres Schädel-Hirn-Trauma mit Schädelbasisfraktur und Kalottenfraktur verursacht.

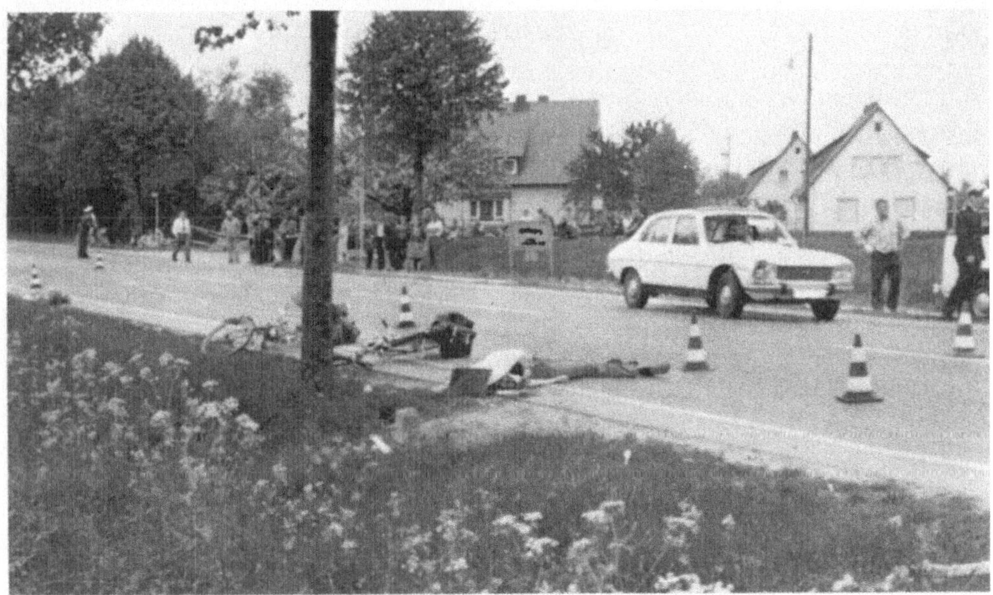

Abb. 37

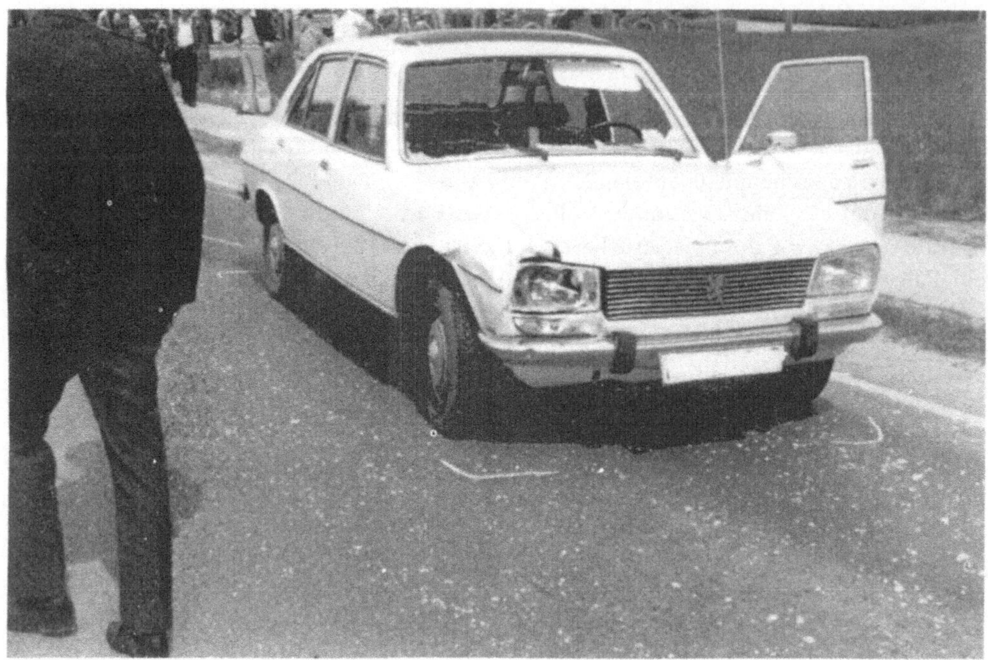

Abb. 38

5. 5 Vergleich zu anderen Verkehrsteilnehmern

Insgesamt gesehen erscheint der Radfahrer ebenso wie der Fußgänger im Vergleich zu anderen Verkehrsteilnehmern besonders am Kopf in hohem Maße verletzungsgefährdet.

So erlitten gleichermaßen 86% der Radfahrer und Fußgänger Verletzungen des Kopfes, dagegen nur 56,5% der Benutzer motorisierter Zweiräder*, 35,8% der Pkw-Insassen und lediglich 16,4% der Lkw-Insassen (Abb. 39).

Von den äußeren Verkehrsteilnehmern erlitt der Radfahrer mit 74,2% die wenigsten Verletzungen der unteren Extremitäten gegenüber 80,3% der Fußgänger und 85,5% der Benutzer motorisierter Zweiräder.

Bezüglich der Verletzungen des Körperstamms insbesondere der Abdominal/Beckenregion erscheint der Fußgänger hinsichtlich der Verletzungshäufigkeit am gefährdetsten.

Im Vergleich zu anderen Verkehrsteilnehmern mußten Radfahrer nach einem Verkehrsunfall im Durchschnitt lange stationär im Krankenhaus verbleiben. So lagen sie im Durchschnitt 17,9 Tage in der Klinik, während Fußgänger sogar 20,6 Tage, Benutzer motorisierter Zweiräder 15,6 Tage und Pkw-Insassen nur 4,7 Tage stationär verbleiben mußten.

---

* 42% der helmgeschützten und 72% der helmungeschützten

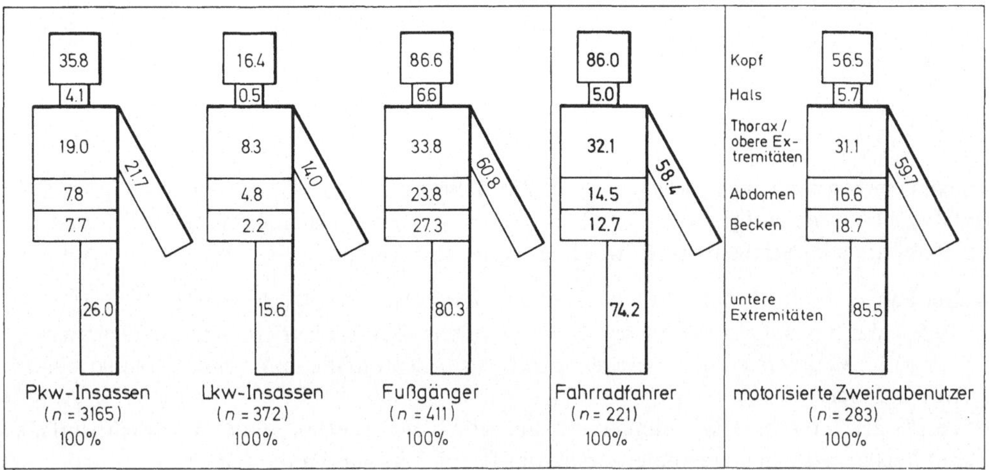

Abb. 39. Situation des Radfahrers im Straßenverkehr

6 Zusammenfassung

Anhand vorliegender Analyse von 221 in den Jahren 1973–1982 auf der Basis „örtlicher Unfallerhebungen" aufgenommenen Fahrradunfälle kann zusammenfassend die Situation des Radfahrers im Straßenverkehr wie folgt dargestellt werden:

- Der Fahrradbestand in der Bundesrepublik Deutschland beträgt derzeit ca. 30 Mio.
- 46,5% der im Jahr 1982 in der Bundesrepublik Deutschland polizeilich registrierten 1,6 Mio. Verkehrsunfälle ereigneten sich als Alleinunfälle bzw. mit maximal einem Unfallgegner.
- 18,1% der im Jahr 1982 bundesweit polizeilich registrierten 358 693 Verkehrsunfälle mit Personenschaden ereigneten sich unter Beteiligung von Fahrrädern.
- Von den im Jahr 1982 verletzten 58 605 Radfahrern wurden 2% getötet, 29% schwer und 69% leicht verletzt.
- Die Bewertung der erlittenen Verletzungen nach der Abbreviated Injury Scale (AIS) zeigt gegenüber der amtlichen Bewertung Abweichungen, so daß die in vorliegender Studie erfaßten Radfahrer amtlich überwiegend als schwer bzw. tödlich verletzt registriert werden (79,5%), während sie objektiv überwiegend Leichtverletzte darstellen (51,6%).
- Nach der Bundesstatistik ereigneten sich 87,8% der Unfälle mit Beteiligung eines Radfahrers innerorts (eigene Erhebung: 86,0%). Es konnte bei vorliegender Analyse ermittelt werden, daß in 37,5% der Kollisionsgeschwindigkeit des Pkw/Lkw über 50 km/h lag.
- Die häufigsten polizeilich festgestellten unfallursächlichen Fehlverhalten von seiten des Radfahrers sind „falsche Straßenbenutzung" und „Vorfahrts- und Abbiegefehler".
- Im Rahmen vorliegender Studie konnten nach kritischer Bewertung des Unfallgeschehens als häufige Fehler des Radfahrers „Nichtbeachten der Vorfahrt" (20,8%); „Fehler beim Abbiegen" (22,2%) und „Fehler beim Einfahren in den Verkehr" (10,9%) festgestellt werden. Für die Unfallpartner Pkw/Lkw wurden am häufigsten überhöhte nicht angepaßte Geschwindigkeit als Unfallursache nachgewiesen (43,5%).
- Überwiegend waren die Unfälle durch den Pkw/Lkw-Fahrer nach Einleitung der Reaktion zeitlich und räumlich nicht vermeidbar (61,1%).
- Ein fehlerhaftes Verhalten des Radfahrers konnte in 81% der Unfälle, ein fehlerhaftes Verhalten des Pkw/Lkw-Fahrers dagegen in 66,5% der Unfälle nicht ausgeschlossen werden.
- 11,3% der Fahrräder wiesen technische Mängel auf, wobei 8% unfallursächlich waren. Die häufigsten festgestellten Mängel waren Beleuchtungs- und Bremsendefekte (74,3%).
- Als charaktersistische verkehrsbedingte Konfliktsituationen der Radfahrer konnten ermittelt werden:
  1. häufige Benutzung der falschen Straßenseite
  2. zu kurze Ampelphasen für Radfahrer
  3. unzureichende Radwegführung

— Häufig sind Jugendliche bis 15 Jahre und ältere Radfahrer über 65 Jahre an Verkehrsunfällen mit Personenschaden beteiligt (61,0% eigene Erhebung und 46,6% Bundesstatistik).
— Unfälle mit Radfahrern ereignen sich überwiegend:
  1. in Wohngebieten (57,9%)
  2. auf der Straße (76,6%)
  3. an Kreuzungen, Einmündungen und Grundstückseinfahrten (58,3%)
— Radwege sind in der Mehrzahl vorhanden (52,9%), jedoch werden sie nicht immer vom
  Radfahrer benutzt (39,8%).
— Der Unfallgegner war überwiegend ein Pkw mit pontonförmiger Karosserie (72,8%).
— Die Fahrgeschwindigkeit der verunfallten Pkw/Lkw lag überwiegend zwischen 41 und
  70 km/h (57,9%), 49,4% wiesen auch eine Kollisionsgeschwindigkeit dieses Bereichs auf.
— Mit zunehmender Kollisionsgeschwindigkeit des Unfallgegners ist ein Anstieg der Ver-
  letzungsschwere des Radfahrers verbunden.
— Die Kollision erfolgte am Pkw überwiegend frontal (82,8%), am Fahrrad überwiegend
  seitlich (82,8%).
— Als häufigste Kollisionskonstellation erweist sich die frontale Kollision eines Pkw/Lkw
  mit der Seite eines Fahrrades (Kollisionstypen 1 und 2: 66,5%).
— Die Kollisions-, Flug- und Rutschphasen sind insbesondere bei der Kollision des Fahrrades mit der Pkw/Lkw-Front (Kollisionstypen 1 und 2) sehr ausgeprägt. So sind hier
  von der Kollisionsstelle bis zur Endlage des verunfallten Radfahrers Entfernungen bis
  45 m gefunden worden. Dabei wird die Wurfweite wesentlich durch die Anprallge-
  schwindigkeit beeinflußt.
— Die verunfallten Radfahrer erlitten überwiegend leichte bis mittelschwere Verletzungen
  (OAIS 1–3: 74,2%).
— Ältere Personen werden als Radfahrer gegenüber Kindern und Erwachsenen häufiger
  schwerst verletzt oder getötet (OAIS 4–6: 34,2%). Die meisten Leichtverletzten (OAIS
  1–2) werden dagegen bei Erwachsenen mit 57% vorgefunden.
— Eine starke Verletzungsgefährdung des Radfahrers besteht für die Kopfregion (86% der
  Radfahrer) und die unteren Extremitäten (74,2% der Radfahrer). Radfahrer der Alters-
  gruppe über 65 Jahre weisen am häufigsten Kopfverletzungen auf.
— Im Durchschnitt verbrachte jeder verletzte Radfahrer 17,9 Tage stationär im Krankenhaus. Personen im Alter von über 65 Jahren lagen im Durchschnitt länger stationär.
  Demgegenüber verbrachten Pkw-Insassen 4,7 Tage, Benutzer motorisierter Zweiräder
  15,6 Tage und Fußgänger 20,6 Tage in der Klinik.
— Als besonders verletzungsgefährdend können hinsichtlich der Verletzungshäufigkeit die
  Fahrzeugfront, die Frontscheibe, der A-Pfosten und die vordere Dachkantenpartie
  angesehen werden (42,8% der Verletzungen). Hinsichtlich der Schwere der Verletzungen
  ist die Frontscheiben- und zusätzlich die seitliche Dachkantenregion eines Fahrzeugs
  hervorzuheben. Ein Überrollvorgang ist bei verunfallenden Radfahrern nach einer voran-
  gegangenen Kollision nicht selten zu beobachten (4,7% der Verletzungen). Eine hohe
  Gefährdung besteht durch die derzeit für kollidierende Radfahrer nicht genügend ge-
  schützte Lkw-Seitenregion.
— 15% der im Rahmen der Studie nachbefragten Radfahrer erlitten durch den Unfall
  bleibende Gesundheitsschäden.

7 Schlußfolgerung

Die aus der Studie ableitbaren prophylaktischen Maßnahmen können in zwei Klassen einge-
teilt werden: Die aktiven – unfallverhütenden – sowie die passiven – unfall- und ver-
letzungsmindernden – Eigenschaften.

7. 1 Maßnahmen der aktiven Sicherheit

– Unterweisung insbesondere jugendlicher Radfahrer über die Vorschriften der Straßen-
  verkehrsordnung und darüberhinaus ihre Rechte und Pflichten. Insbesondere muß auf
  die Radwegebenutzungspflicht einschließlich ordnungsgemäßen Verhaltens auf Radwegen hingewiesen werden.
– Mahnung an Pkw- und Lkw-Fahrer, den Radfahrer als gleichberechtigte, aber dennoch
  schwächeren Verkehrsteilnehmer anzusehen und ihm, wenn erforderlich, die Vorfahrt
  zu gewähren.
– Bessere Radwegführungen, insbesondere an Kreuzungen und Einmündungen sowie bei
  die Fahrbahnseite welchselnden Radwegen.
– Bei Verkehrsregelung durch Lichtzeichenanlagen Einplanung einer genügend langen
  Sicherheitsphase für langsamer fahrende ältere Radfahrer.
– Halter und Fahrer von Fahrrädern sollten auf die unfallträchtige Bedeutung von Be-
  leuchtungs-, Bremsen- und Bereifungsmängeln hingewiesen werden und ihre Räder mit
  Reflektoren ausstatten, um ein Höchstmaß an Sicherheit zu erlangen.
– Die Fahrgeschwindigkeit der Pkw/Lkw muß innerorts an die zulässige Höchstgeschwin-
  digkeit angepaßt und in Wohngebieten ggf. weiter reduziert werden. Entsprechende
  Überwachung und ggf. empfindliche Strafmaßnahmen sind angezeigt.

7. 2 Maßnahmen der passiven Sicherheit

– Konstruktive Entschärfung von Pkw-Außenkonturen, insbesondere im Frontscheiben-
  und seitlichen Dachkantenbereich – dies gilt gleichermaßen der Minderung der Ver-
  letzungsschwere aller äußeren Verkehrsteilnehmer.
– Entschärfung von Lkw-Außenkonturen, insbesondere der derzeit nicht deformierbaren
  Fahrzeugfront. Konstruktive Verbesserungen des einerseits gegen das Unterfahren des
  Radfahrers und andererseits gegen den Anprall an vorstehenden Teilen unzureichend
  ausgelegten Fahrzeugseitenschutzes.
– Erarbeitung von speziellen Schutzmaßnahmen gegen Verletzungen von Kopf und unteren
  Extremitäten, wobei Konzeptionen mit praktischer Realisierbarkeit bevorzugt werden
  sollten.

8 Literatur

1. Alrutz D (1983) Verkehrsunfälle von Fahrradfahrern — Typische Unfallabläufe. Z Radfahren 5:18—19
2. Appel H, Otte D, Rau H, Suren EG, Grabhöfer P (1979) Unfallursachen und Verletzungsmechanismen bei Fahrradunfällen — Möglichkeiten und Grenzen der Rekonstruktion. Unfall- und Sicherheitsforschung Straßenverkehr. Bundesanstalt für Straßenwesen 21:269—284
3. Beck E, Engler I (1970) Fahrradspeichen-Verletzungen bei Kindern. MMW 6:236—239
4. Dörr D (1964) Verkehrsunfälle bei Fußgängern und Radfahrern. Langenbecks Arch Klin Chir 307:238—260
5. Gotzen L, Flory PJ, Otte D (1980) Der Fußgängerunfall — seine Verletzungssituation und Kollisionsmechanik. Unfallheilkd 83:306—314
6. Keller HH (1982) Knotenpunkte des innerstädtischen Straßennetzes als Gefahrenstelle für Radfahrer. Straßenverkehrstechnik 3:63—73
7. Kühnel A (1980) Der Fahrzeug-Fußgänger-Unfall und seine Rekonstruktion. Dissertation D 83, Technische Universität Berlin
8. Otte D (1981) Geschwindigkeitsmessung und Ermittlung epidemiologischer Daten von Zweiradfahrern durch eine stochastisch durchgeführte Befragungsaktion. Vortrag 22. Tagung des Instituts für die gesamte Unfallforschung, April 1980. Verkehrssicherheit 1:18—25
9. Otte D, Suren EG (1982) Rekonstruktion von Unfällen motorisierter Zweiräder. Forschungsbericht zum FP 7806/2, Bundesanstalt für Straßenwesen
10. Otte D, Appel H, Suren EG (1982) Vergleich einer Verletzungsbewertung in amtlichen Verkehrsunfallanzeigen und einer internationalen Verletzungschwere-Klassifikation (AIS). Internationales Verkehrswesen 34, 1. Heft — Januar/Februar
11. Otte D, Kühnel A, Suren EG, Weber H, Gotzen L (1983) Erhebungen am Unfallort. Abschlußbericht zu den Forschungsprojekten 7263/7506. Unfall- und Sicherheitsforschung Straßenverkehr. Bundesanstalt für Straßenwesen, Köln, Heft 37
12. Polizeidirektion Hannover (1982) Verkehrsbericht
13. Polizeibericht Braunschweig (1982) Dokumentation über Verkehrsunfälle mit Beteiligung von Radfahrern
14. Rauck MJB, Volke G, Paturi FR (1979) Mit dem Rad durch zwei Jahrhunderte. AT-Verlag, Aarau Stuttgart
15. States JK, Huelke DS et al. (1976/1980) AIS — Abbreviated Injury-Scale. Revision 1976 and 1980. American Association for Automotive Medicine, Illinois (USA)
16. Statistisches Bundesamt (1983) Straßenverkehrsunfälle 1982. Fachserie 8, Reihe 3.3, Wiesbaden
17. VDI — Vehicle Deformation Index (1971) Collision Analysis Report Form. Committee on the Challenges of Modern Society — NATO

Sachverzeichnis

Hefte zur Unfallheilkunde

Beihefte zur Zeitschrift „Der Unfallchirurg" Herausgeber: J. Rehn, L. Schweiberer, H. Tscherne

156. Heft:
Der Schock
Hypovolämisch-traumatischer und septischer Schock
18. Jahrestagung der Österreichischen Gesellschaft für Unfallchirurgie gemeinsam mit der Österreichischen Gesellschaft für Anästhesiologie, Reanimation und Intensivtherapie
30. September bis 2. Oktober 1982, Salzburg
Kongreßbericht im Auftrage der Vorstände zusammengestellt von G. Schlag
1983. 247 Abbildungen. XXIII, 590 Seiten
Broschiert DM 112,-. ISBN 3-540-12579-5

157. Heft:
16. Tagung der Österreichischen Gesellschaft für Unfallchirurgie
3. bis 4. Oktober 1980, Salzburg
Kongreßbericht im Auftrage des Vorstandes zusammengestellt von J. Poigenfürst
1982. 196 Abbildungen. XXII, 416 Seiten
Broschiert DM 128,-. ISBN 3-540-11387-8

158. Heft:
45. Jahrestagung der Deutschen Gesellschaft für Unfallheilkunde e. V.
22. bis 25. November 1981, Berlin
Kongreßbericht im Auftrage des Vorstandes zusammengestellt von A. Pannike
1982. 289 Abbildungen. XXVI, 754 Seiten
Broschiert DM 168,-. ISBN 3-540-11718-0

159. Heft: B. Helpap
Die lokale Gewebsverbrennung
Folgen der Thermochirurgie
1983. 46 Abbildungen. X, 90 Seiten
Broschiert DM 36,-. ISBN 3-540-11891-8

160. Heft:
Verletzungen des Schultergürtels
15. Reisensburger Workshop zu Ehren von M. Allgöwer
18. bis 20. Februar 1982
Herausgeber: C. Burri, A. Rüter
Unter Mitarbeit zahlreicher Fachwissenschaftler
1982. 194 Abbildungen. XV, 284 Seiten
Broschiert DM 169,-. ISBN 3-540-11767-9

161. Heft:
Die Verriegelungsnagelung
3. Internationales Verriegelungsnagel-Symposium
2. und 3. April 1982, Frankfurt/Main
Herausgeber: J. Mockwitz, H. Contzen
1983. 107 Abbildungen. XII, 190 Seiten
Broschiert DM 78,-. ISBN 3-540-12009-2

162. Heft:
Fraktur und Weichteilschaden
28. Hannoversches Unfallseminar
7. November 1981
Herausgeber: H. Tscherne, L. Gotzen
Unter Mitarbeit zahlreicher Fachwissenschaftler
1983. 104 Abbildungen. IX, 160 Seiten
Broschiert DM 78,-. ISBN 3-540-12095-5

163. Heft:
4. Deutsch-Österreichisch-Schweizerische Unfalltagung in Lausanne
8. bis 11. Juni 1983
47. Jahrestagung der Deutschen Gesellschaft für Unfallheilkunde e. V.
19. Jahrestagung der Österreichischen Gesellschaft für Unfallchirurgie
69. Jahrestagung der Schweizerischen Gesellschaft für Unfallmedizin und Berufskrankheiten
Kongreßbericht zusammengestellt von U. Heim, J. Poigenfürst, C. Burri
1984. 111 Abbildungen. XXVI, 401 Seiten
Broschiert DM 136,-. ISBN 3-540-12603-1

164. Heft:
46. Jahrestagung der Deutschen Gesellschaft für Unfallheilkunde e. V.
28. November bis 1. Dezember 1982, Berlin
Kongreßbericht im Auftrage des Vorstandes zusammengestellt von A. Pannike
1984. 293 Abbildungen. XXXIV, 777 Seiten
Broschiert DM 198,-. ISBN 3-540-12604-X

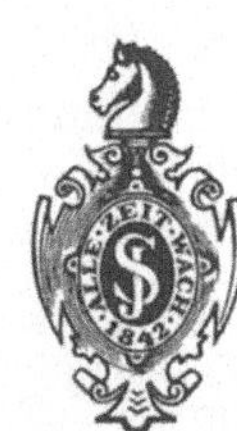

Springer-Verlag
Berlin Heidelberg
New York Tokyo

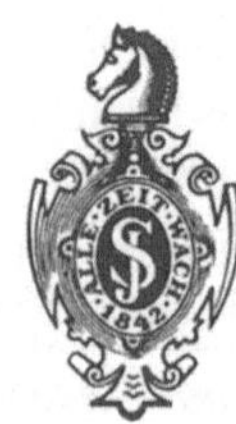